Leitlinien

der Gynäkologie und Geburtshilfe

Band IV
Medizinrecht
Qualitätssicherung

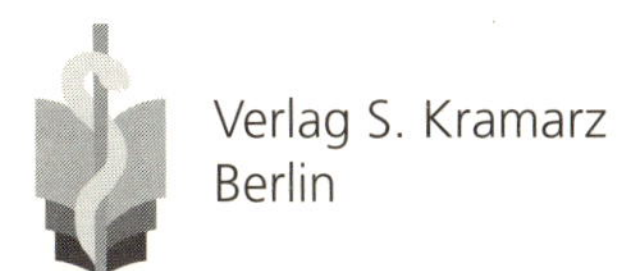

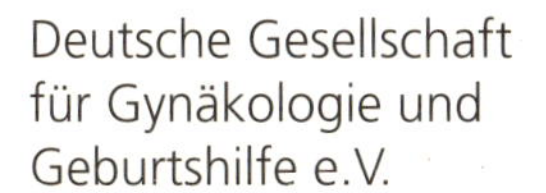

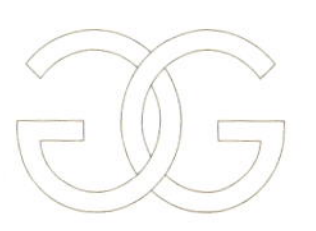

Anmerkungen

Leitlinien sind mit (S1), (S2) oder (S3) gekennzeichnet, entsprechend ihrem Grad an Evidenz und Konsens; sie sind zusätzlich mit einer Katalognummer der Arbeitsgemeinschaft wissenschaftlich-medizinischer Fachgesellschaften (AWMF) versehen (siehe 3-Stufen-Prozess, Band I, S. 8).

Dokumente ohne Leitliniencharakter sind als „Konsensuspapier", „Empfehlung", „Stellungnahme" etc. gekennzeichnet.

Die Leitlinien-Arbeit erfolgt kontinuierlich. In den Fällen, in denen eine Überarbeitung oder auch eine neue Leitlinie demnächst zu erwarten ist, wurde dies in den hier vorgelegten Bänden gekennzeichnet. Der aktuelle Stand ist den Homepages der DGGG und der AWMF zu entnehmen.

Alle hier vorgestellten Leitlinien wurden von der Leitlinienkommission und dem Vorstand der DGGG bestätigt.

Haftungshinweis

Die Leitlinien und Empfehlungen der DGGG sind systematisch entwickelte Hilfen für Ärzte. Sie gelten für Standardsituationen, dienen der Entscheidungsfindung in spezifischen Diskussionen und berücksichtigen die aktuellen wissenschaftlichen Erkenntnisse und in der Praxis bewährte Verfahren zum Zeitpunkt der Publikation. Leitlinien sorgen für mehr Sicherheit in der Medizin, sollen aber auch ökonomische Aspekte berücksichtigen. Durch die Leitlinien soll die Methodenfreiheit des Arztes nicht eingeschränkt werden. Leitlinien sind für Ärzte rechtlich nicht bindend und haben daher weder haftungsbegründende noch haftungsbefreiende Wirkung. Für die Richtigkeit insbesondere von Dosierungsangaben und Zeitintervallen kann von Autoren, DGGG und Verlag keine Verantwortung übernommen werden.

CIP-Titelaufnahme der Deutschen Bibliothek

Leitlinien der Gynäkologie und Geburtshilfe
Hrsg. von der Deutschen Gesellschaft für Gynäkologie und Geburtshilfe e.V. (DGGG)
Leitlinienkoordinator: Prof. Dr. med. Rolf Kreienberg

Leitlinienkommission der DGGG: Mitglieder der Leitlinienkommission siehe Band I, S. 4

ISBN 978-3-941130-00-5

Gestaltung und Satz: Corinna Märting, Berlin
Lektorat: Dr. A. Kronenberg, Stadtlohn

Printed in Germany by CPI books, Leck

Inhaltsverzeichnis

Band IV

Die Nummerierungen der Leitlinien beziehen sich auf das Leitlinienregister der DGGG (www.dggg.de).

5 Qualitätssicherung

Vorwort

Alle Texte zum Medizinrecht, die in der DGGG erarbeitet wurden, sind Ergebnis der langjährigen Aktivität der Arbeitsgemeinschaft Medizinrecht in der DGGG.

Die AG Medizinrecht ist eine der führenden Arbeitsgemeinschaften der Deutschen Gesellschaft für Gynäkologie und Geburtshilfe seit 1992. Sie setzt sich zusammen aus Vertreterinnen und Vertretern der Rechtswissenschaften und der Medizin und ist damit die älteste interdisziplinäre Arbeitsgemeinschaft der DGGG. Ihre Stellungnahmen und Empfehlungen überprüft und aktualisiert die AG Medizinrecht kontinuierlich.

Alle hier vorgestellten Texte wurden im Jahr 2008 durch die Mitglieder der AG Medizinrecht überprüft oder aktualisiert und von der Leitlinienkommission und dem Vorstand der DGGG akkreditiert.

Mitglieder der AG Medizinrecht 2008

Juristische Mitglieder:

R. Baur, Hamm
RÄ C. Halstrick, München
Dr. jur. U. Hamann, Celle
Prof. Dr. jur. B.-R. Kern, Leipzig
Prof. Dr. jur. H. Lilie, Halle
OStÄ S. Nemetschek, Celle
Dr. jur. F.-J. Pelz, Münster**
RA F. M. Petry, Detmold
Dr. jur. R. Ratzel, München
Prof. Dr. jur. E. Schumann, Göttingen
Prof. Dr. jur. A. Spickhoff, Regensburg
Prof. Dr. Dr. jur. K. Ulsenheimer, München
RA P. Weidinger, München

Medizinische Mitglieder:

Prof. Dr.med. D. Berg, Amberg
Frau Dr. med. G. Bonatz, Bochum
Prof. Dr. med. J. W. Dudenhausen, Berlin
Prof. Dr. med. W. Geiger, Saarbrücken
Prof. Dr. med. H. Hepp, München
Prof. Dr. med. E.-J. Hickl, Hamburg
Prof. Dr. med. E. Keller, Ingolstadt
Prof. Dr. med. R. Rauskolb, Northeim*
Prof. Dr. med. K. Renziehausen, Chemnitz
Prof. Dr. med. T. Schwenzer, Dortmund
Dr. med. F. Staufer, Dachau
Prof. Dr. med. A. T. Teichmann, Aschaffenburg
Prof. Dr. med. K. Vetter, Berlin
Prof. Dr. med. H. Welsch, München
Prof. Dr. med. A. Wischnik, Augsburg

* 1. Vorsitzender
** 2. Vorsitzender

Deutsche Gesellschaft für Gynäkologie und Geburtshilfe (DGGG),
Arbeitsgemeinschaft Medizinrecht (AGMedR)

Stellungnahme zu Rechtsfragen bei der Behandlung Minderjähriger

Inhaltsverzeichnis

Frauenärzte sind in zunehmendem Maße mit der Behandlung minderjähriger Patientinnen befasst. Damit können vielfältige rechtliche Fragen verbunden sein, deren sich der Arzt bewusst sein muss, um mit seiner Patientin und ihren Eltern richtig umzugehen und Fehler, die für ihn nachteilige Rechtsfolgen haben können, zu vermeiden.

Es geht dabei insbesondere um die Frage,

- was für den wirksamen Abschluss des Behandlungsvertrages zu beachten ist,
- wer bei Eingriffen in die Persönlichkeitsrechte der Minderjährigen und in ihre körperliche Integrität die Einwilligung zu erklären hat und
- inwieweit der Arzt bei der Behandlung einer Minderjährigen auch gegenüber ihren Eltern zur Verschwiegenheit verpflichtet ist.

Zu vielen dieser Fragen gibt es bisher keine oder jedenfalls keine einheitliche Rechtsprechung. Dennoch soll hier der Versuch unternommen werden, mit aller gebotenen Vorsicht dem Frauenarzt in Klinik und Praxis Hinweise und Entscheidungshilfen zu geben. In einem Allgemeinen Teil (1) werden zunächst die stets zu beachtenden Punkte bei der Behandlung Minderjähriger abgehandelt. In einem Besonderen Teil (2) wird sodann auf einzelne Behandlungssituationen eingegangen.

1 Allgemeiner Teil

Bei der Behandlung eines noch nicht volljährigen, d.h. unter 18 Jahre alten Kindes oder Jugendlichen ist zwischen Geschäfts- und Einwilligungsfähigkeit zu unterscheiden.

1.1 Geschäftsfähigkeit

Für die Geschäftsfähigkeit zieht das Gesetz im Interesse eines sicheren rechtsgeschäftlichen Verkehrs klare Grenzen. Erst mit Vollendung des 18. Lebensjahres tritt unabhängig vom individuellen Reifegrad die volle Geschäftsfähigkeit ein. Bis zur Vollendung des 7. Lebensjahres ist der junge Mensch geschäftsunfähig, vom 7. bis 18. Lebensjahr beschränkt geschäftsfähig. Eine minderjährige Person wird nicht durch Heirat volljährig und geschäftsfähig.

1.1.1 Abschluss des Behandlungsvertrages durch gesetzliche Vertreter

Weil zum wirksamen Abschluss des Behandlungsvertrages grundsätzlich die volle Geschäftsfähigkeit der Patientin erforderlich ist, muss bei deren Minderjährigkeit der Vertrag in der Regel vom gesetzlichen Vertreter entweder im eigenen Namen oder im Namen oder zugunsten der Minderjährigen geschlossen oder von ihm nachträglich genehmigt werden (§ 107 BGB). Gesetzliche Vertreter sind in der Regel die Eltern (§ 1629 BGB). Was im Folgenden für sie gesagt ist, gilt entsprechend für die Mutter oder den Vater, falls diese Person allein die Sorge und Vertretungsmacht ausübt, und ebenso für einen Vormund oder einen (für Teilaufgaben bestellten) Pfleger.

Gemeinsam sorgeberechtigte Eltern brauchen durchaus nicht immer gemeinsam bei Vertragsschluss tätig zu werden. Geschäfte zur angemessenen Deckung des Lebensbedarfs der Familie (wozu die ärztliche Versorgung der Kinder gehört) kann jeder (nicht getrennt lebende) Ehegatte mit Wirkung auch für den anderen Ehegatten besorgen, so dass dann beide die Behandlung des Kindes beanspruchen können und ebenso beide für die Vergütung haften (§ 1357 BGB – „Schlüsselgewalt"). Wo ein medizinisch nicht gebotener Aufwand (z.B. Wahlleistung, Ein- oder Zweibettzimmer, medizinisch nicht gebotene aufwendige Therapie oder Verschreibung) über den nach außen erkennbaren Lebenszuschnitt der Familie hinausgehen kann, sind Vorsicht und unter Umständen Rückfrage (sind die Mehrkosten von einer Krankenversicherung gedeckt?) geboten.

1.2 Behandlungsvertrag mit lediglich rechtlichem Vorteil

Der Mitwirkung des gesetzlichen Vertreters bedarf es nicht, wenn die beschränkt geschäftsfähige (über sieben Jahre alte) Patientin durch den Vertrag lediglich einen rechtlichen Vorteil erlangt (§ 107 BGB). Davon kann – was allerdings streitig ist – gesprochen werden, wenn die minderjährige Patientin als Familienmitglied in der gesetzlichen Krankenversicherung mitversichert ist (§ 10 Abs. 2 SGB V) und in diesem Fall ab dem 15. Lebensjahr selbst Anträge auf Sozialleistungen stellen und verfolgen kann (Sozialleistungsmündigkeit), ohne selbst eine Vergütung zu schulden (§ 36 Abs. 1 SGB I). Es ist bemerkenswert, dass die Krankenkasse – ungeachtet einer Verschwiegenheitspflicht!

– den gesetzlichen Vertreter von solchen Anträgen und den hierauf erbrachten Leistungen zu unterrichten hat (§ 36 Abs. 1 Satz 2 SGB I).

1.3 Behandlungsvertrag bei Vergütung durch Minderjährige aus eigenen Mitteln

Der mit der minderjährigen Patientin abgeschlossene Behandlungsvertrag wird wirksam, sobald sie die ihr obliegende Leistung (Bezahlung des Arzthonorars oder Medikaments) aus Mitteln bewirkt hat, die ihr zu diesem Zweck oder zur freien Verfügung überlassen worden sind (§ 110 BGB – „Taschengeldparagraph"). Der Fall kommt in der Praxis nicht häufig vor (s. 2.2).

1.4 Geschäftsführung ohne Auftrag

Ob die Minderjährige dort, wo sie selbst schon in die Behandlung einwilligen kann, einen Anspruch gegen ihren gesetzlichen Vertreter auf Abschluss eines sie begünstigenden Behandlungsvertrages hat oder ob es zumindest in Fällen dringender medizinischer Indikation bei Unerreichbarkeit des gesetzlichen Vertreters eine „kindliche Schlüsselgewalt" gibt, die die Minderjährige berechtigt, ihre Eltern ohne deren Mitwirkung vertraglich zu verpflichten, ist umstritten. Meist kann der Arzt unter den genannten Voraussetzungen zumindest als „Geschäftsführer ohne Auftrag" tätig werden und Ersatz seiner Aufwendungen, d.h. seine Vergütung, von den Eltern verlangen (§§ 683, 1835 Abs. 2 BGB).

1.5 Einwilligungsfähigkeit

Mangelnde Geschäftsfähigkeit kann, wie ausgeführt, zum Fehlen eines wirksamen Behandlungsvertrages führen und damit den Vergütungsanspruch von Arzt oder Krankenhaus in Frage stellen. Wesentlich gravierender für den Arzt kann sich die fehlende oder unwirksame Einwilligung in die Behandlung auswirken; denn das kann dazu führen, dass der Arzt selbst bei fehlerfreier Behandlung für deren schicksalhaft eintretende Folgen zivil- und strafrechtlich verantwortlich gemacht wird, weil ohne wirksame Einwilligung der Rechtfertigungsgrund für den Eingriff in die körperliche Integrität fehlt.

1.6 Voraussetzungen für die Einwilligungsfähigkeit

Anders als bei der Geschäftsfähigkeit sind für die Einwilligungsfähigkeit keine gesetzlichen Altersgrenzen bestimmt. Es würde gewiss die ärztliche Arbeit erleichtern, wenn sich auch hier zumindest gewisse Richtgrößen nennen ließen. Indessen sind alle Versuche, dies gesetzlich oder in Richtlinien zu fassen (etwa der Art: Einwilligungsfähigkeit über 16 Jahren regelmäßig, von 14 bis 16 Jahren von Fall zu Fall, unter 14 Jahren niemals gegeben), bisher gescheitert. Zu unterschiedlich verläuft bei jungen Menschen der Reifeprozess, zu groß ist die Vielfalt der Behandlungssituationen. Dem Arzt kann deshalb nicht erspart werden, sich in jedem Einzelfall ein eigenes Bild von der Einwilligungsfähigkeit seiner minderjährigen Patientin zu machen. Ihm lassen sich für diese Beurteilung nur allgemeine Kriterien an die Hand geben.

Nach der Rechtsprechung des Bundesgerichtshofs (BGHZ 29, 33, 36) kommt es darauf an, ob der Jugendliche „nach seiner geistigen und sittlichen Reife die Bedeutung und Tragweite des Eingriffs und seiner Gestattung zu ermessen vermag". Da der Einwilligung vielfach eine Aufklärung voranzugehen hat, damit der Patient weiß, worauf er sich einlässt, und wirklich von seinem Recht der Patientenautonomie Gebrauch machen kann, ist für die Einwilligungsfähigkeit auch von Bedeutung, dass er diesem Aufklärungsgespräch zu folgen versteht, die Antriebskraft besitzt, weiterführende Fragen zu stellen oder den Arzt auf Besonderheiten seiner Lebensumstände hinzuweisen, und dass er am Ende die empfangenen Informationen verarbeiten und in einem Abwägungsprozess für seine Entscheidung berücksichtigen kann. Bedenkt man freilich, wie eingeschränkt diese Fähigkeit auch bei volljährigen, namentlich älteren Patienten häufig ist, ohne dass deshalb in der Praxis eine Betreuungsnotwendigkeit angenommen wird, so wird man auch bei minderjährigen Patienten die Anforderungen nicht zu hoch schrauben dürfen. Ältere Entscheidungen und Literaturmeinungen, die Alter und Reifegrad noch verhältnismäßig hoch, also dicht unter der Volljährigkeitgrenze, ansetzten, haben nur noch bedingte Gültigkeit. Sie haben zum Teil spätere gesetzliche Regelungen zur Herabsetzung von Altersgrenzen, ferner die fortschreitende Akzeleration in Gestalt der Vorverlagerung der körperlichen und sexuellen Reife bei Jugendlichen (mit der die geistig-sittliche Reife freilich nicht immer Schritt hält) und schließlich die Rechtsprechung des Bundesverfassungsgerichts zum allmählichen Hineinwachsen des Jugendlichen in die Grundrechtsmündigkeit nicht genügend berücksichtigt. Hierzu heißt es im Urteil des Bundesverfassungsgerichts vom 9.2.1982 (BVerfGE 59, 360, 387):

Das Elternrecht dient als pflichtgebundenes Recht dem Wohle des Kindes; es muss seinem Wesen und Zweck nach zurücktreten, wenn das Kind ein Alter erreicht hat, in dem es eine genügende Reife zur selbstständigen Beurteilung der Lebensverhältnisse und zum eigenverantwortlichen Auftreten im Rechtsverkehr erlangt hat. Als ein Recht, das um des Kindes und dessen Persönlichkeitsentfaltung willen besteht, liegt es in seiner Struktur begründet, dass es in dem Maße, in dem das Kind in die Mündigkeit hineinwächst, überflüssig und gegenstandlos wird. ... Da die Entscheidungsfähigkeit des Jugendlichen für die verschiedenen Lebens- und Handlungsbereiche sich in der Regel unterschiedlich entwickelt, ist jeweils eine Abwägung zwischen Erziehungsbedürftigkeit und Selbstbestimmungsfähigkeit des Jugendlichen erforderlich. Dabei hat für die Ausübung höchstpersönlicher Rechte der Grundsatz zu gelten, dass der zwar noch Unmündige, aber schon Urteilsfähige die ihm um seiner Persönlichkeit willen zustehenden

Rechte eigenständig ausüben können soll. Die geltende Rechtsordnung kennt deshalb Regelungen, die von der allgemeinen zivilrechtlichen Mündigkeit abweichen (es folgen Beispiele solcher gesetzlicher Regelungen). Derartige Regelungen stellen keinen unzulässigen Eingriff in das Elternrecht dar, wenn sie unter Abwägung der dargelegten Gesichtspunkte sachlich gerechtfertigt sind.

1.7 Im Einklang damit lautet § 1626 Abs. 2 BGB:

Bei der Pflege und Erziehung berücksichtigen die Eltern die wachsende Fähigkeit und das wachsende Bedürfnis des Kindes zu selbstständigem verantwortungsbewusstem Handeln. Sie besprechen mit dem Kind, soweit es nach dessen Entwicklungsstand angezeigt ist, Fragen der elterlichen Sorge und streben Einvernehmen an.

Dieses Gebot der partnerschaftlichen Erziehung gilt zwar nur unmittelbar für das Verhältnis zwischen Eltern und Kind. Es strahlt aber auch auf den Arzt aus. Auch wenn er die Minderjährige noch nicht für einwilligungsfähig hält, sollte er sie jedenfalls in das Aufklärungsgespräch und den Entscheidungsprozess einbeziehen, ihre Argumente zur Kenntnis nehmen und ihre Fragen beantworten.

1.8 Verhalten in Grenzfällen

Abgesehen von wenigen Ausnahmen (siehe unten, „Sterilisation“ und „Heilversuche und medizinische Forschung“) sieht unser Recht eine kumulative Entscheidungskompetenz (sog. Co-Konsens) von Eltern und Kind nicht vor. Falls diese sich in der Frage der Einwilligung in eine empfohlene Behandlung einig sind, ist der Arzt der mitunter schwierigen Beurteilung, ob die Minderjährige schon einwilligungsfähig ist, enthoben. Sonst aber muss er entscheiden:

Hält er sie eindeutig für einwilligungsfähig, kommt es allein auf ihren Entschluss an. Auch das Aufklärungsgespräch ist allein mit ihr zu führen.

Hält er sie ebenso eindeutig noch nicht für einwilligungsfähig, haben die Eltern über die Einwilligung zu befinden. Das Aufklärungsgespräch ist mit ihnen, wenn auch oft, wie soeben erwähnt, unter Einbeziehung der Minderjährigen, zu führen.

Lässt sich die Frage der Einwilligungsfähigkeit nicht von vornherein und allein aufgrund des Gesprächs mit der Minderjährigen beantworten, ist dem Arzt zu empfehlen, auch Kontakt mit den Eltern zu suchen, schon um von ihnen Erkenntnisse über den Reifegrad zu erlangen und nach Möglichkeit einen Co-Konsens herbeizuführen. Der Kontakt mit den Eltern kann auch geboten sein, um zuverlässige Auskünfte für die Eigen- und Familienanamnese zu erhalten und sich der elterlichen Unterstützung bei der Beachtung therapeutischer Verhaltensinstruktionen durch die Minderjährige zu versichern (zur Schweigepflicht des Arztes in diesen Fällen gegenüber den Eltern (s. S. 16).

Eine Möglichkeit, bei Zweifeln an der Einwilligungsfähigkeit vorab das Vormundschaftsgericht entscheiden zu lassen, besteht nicht. Das schließt aber nicht aus, dass sich der Arzt in Fällen von besonderem Gewicht ratsuchend an den Vormundschaftsrichter wendet.

Zu warnen ist vor der gelegentlich vertretenen Meinung, je schwerer die Eltern erreichbar seien, desto großzügiger lasse sich die Einwilligungsfähigkeit der Minderjährigen bejahen. Sind ärztliche Maßnahmen unaufschiebbar, die Eltern zur Zeit unerreichbar und ist die Minderjährige noch nicht einwilligungsfähig, kann nur nach dem mutmaßlichen Willen der Eltern gehandelt werden, zu dessen Ermittlung Auskünfte der Minderjährigen selbst hilfreich sein können. Fehlt hier jeder Anhalt, soll der Arzt so handeln, wie es im wohlverstandenen Interesse der minderjährigen Patientin liegt und medizinisch vernünftig und verantwortbar ist.

1.9 Vetomündigkeit

Es gibt Behandlungssituationen (siehe „Schwangerschaftsabbruch“ und „Gynäkologische Operationen“), in denen trotz fehlender Einwilligungsfähigkeit der Minderjährigen ärztliche Maßnahmen doch nicht gegen ihren ausdrücklichen Willen getroffen werden sollten. Das gilt namentlich dann, wenn schwerwiegende Eingriffe mit dauerhaften Folgen für die künftige Lebensführung auf dem Spiel stehen oder über eine Abtreibung zu entscheiden ist. Hier ist der Minderjährigen unter Umständen schon vor Erreichen der Einwilligungsfähigkeit (etwa im Lebensalter von 14 bis 16 Jahren) eine Vetomündigkeit zuzugestehen (Rechtsprechung gibt es hierzu, soweit ersichtlich, noch nicht).

1.10 Einwilligung der Eltern oder sonstiger gesetzlicher Vertreter

Ist die Minderjährige nicht einwilligungsfähig, handeln für sie ihre Eltern oder sonstige gesetzliche Vertreter. Eltern eines ehelichen Kindes üben in der Regel die Sorge hierfür einschließlich seiner gesetzlichen Vertretung gemeinsam aus (§§ 1626, 1627, 1629 BGB). Gleiches gilt für miteinander nicht verheiratete Eltern, wenn ihnen nach der so genannten Sorgeerklärung die Sorge gemeinsam zusteht (§1626 a BGB). Bei Gefahr im Verzug darf jeder Elternteil allein die zum Wohle des Kindes notwendigen Handlungen vornehmen (§ 1629 Abs. 1 Satz 4 BGB). Aber auch sonst muss die Einwilligung nicht stets von beiden Elternteilen gemeinsam und ausdrücklich erklärt werden. Der Bundesgerichtshof (BGHZ 105, 45) hat hierzu eine Dreistufentheorie entwickelt:

In den Routinefällen des Alltags (z.B. Behandlung leichterer Erkrankungen und Verletzungen in der Praxis des niedergelassenen Arztes) kann der Arzt, solange ihm keine entgegenstehenden Umstände bekannt sind, ohne weitere Rückfragen darauf vertrauen, dass der das Kind begleitende Elternteil aufgrund einer allgemeinen Funktionsaufteilung zwischen den Eltern ermächtigt ist, für den nicht erschienenen Teil mit zu handeln.

Bei Eingriffen schwererer Art mit nicht unbedeutenden Risiken (meist in klinischer Behandlung und mit vorausgehender Aufklärung) hat sich der Arzt durch entsprechende Fragen zu vergewissern, ob der erschienene Elternteil eine solche Ermächtigung hat und wie weit diese reicht, darf aber auch hier auf wahrheitsgemäße Antwort vertrauen, solange er nicht konkreten Anlass hat, daran zu zweifeln. Falls im Aufklärungsgespräch Dinge zur Sprache kommen, mit denen die Eltern vermutlich nicht gerechnet haben, kann die Anregung angebracht sein, die Einwilligungsfrage noch einmal miteinander zu besprechen.

Ist die Behandlung mit besonders großen Risiken verbunden und sind zuvor schwierige und weitreichende Entscheidungen, unter Umständen auch über Behandlungsalternativen oder einen möglichen Behandlungsaufschub, zu treffen, kann der Arzt nicht ohne Weiteres von einer entsprechenden Ermächtigung ausgehen. Hier muss er das Gespräch mit beiden Elternteilen suchen oder sich von dem abwesenden Teil (etwa telefonisch) ausdrücklich versichern lassen, dass dieser auf Teilnahme am Aufklärungsgespräch verzichtet und dem anderen Elternteil freie Hand zur Einwilligungserklärung lässt.

In der zweiten und dritten Stufe ist entsprechende Dokumentation dringend zu empfehlen.

Anders als beim Betreuer eines volljährigen Patienten (§ 1904 BGB) bedarf die Einwilligung für Minderjährige auch dann keiner vormundschaftsgerichtlichen Genehmigung, wenn die ärztlichen Maßnahmen mit besonderen Risiken verbunden sind. Das gilt (wenig konsequent) auch dann, wenn nicht Eltern, sondern ein Vormund oder Pfleger handelt.

1.11 Meinungsverschiedenheit der Eltern

Bei Uneinigkeit der gemeinsam sorgeberechtigten Eltern ist die Einwilligung versagt. Abgesehen von Eilfällen, in denen das ärztliche Handeln keinen Aufschub duldet, kann es der Arzt hier dem zustimmenden Elternteil überlassen, wegen der Weigerungshaltung des anderen Teiles das Familiengericht anzurufen mit dem Ziel, ihm die Alleinentscheidung zu übertragen (§ 1628 BGB).

1.11.1 Minderjährigkeit der Mutter

Die minderjährige Mutter kann zwar ihr Kind nicht gesetzlich vertreten, aber in Ausübung der tatsächlichen Personensorge wirksam in eine ärztliche Behandlung einwilligen, soweit sie auch für ihre eigene Person als einwilligungsfähig anzusehen ist (§ 1673 Abs. 2 Satz 2 BGB).

Bei Meinungsverschiedenheiten mit dem gesetzlichen Vertreter des Kindes ist nach § 1673 Abs. 2 Satz 3 BGB zu unterscheiden:

Ist der gesetzliche Vertreter der (volljährige) Vater des Kindes, ist der Streit ebenso wie bei beiderseits volljährigen und vertretungsberechtigten Elternteilen auszutragen und notfalls vom Familiengericht zu entscheiden (§§ 1627, 1628 BGB; siehe oben, unter „Meinungsverschiedenheit der Eltern").

Ist der gesetzliche Vertreter ein Vormund oder Pfleger, geht die Meinung der minderjährigen Mutter vor.

1.12 Therapieverweigerung durch beide Elternteile

Verweigern beide Elternteile (Gleiches gilt für allein sorgeberechtigte Väter oder Mütter sowie andere gesetzliche Vertreter) eine dringend gebotene Therapie für ihr Kind, indem sie z.B. einer vital indizierten Bluttransfusion oder Chemotherapie nicht zustimmen oder nur in eine offensichtlich wirkungslose homöopathische Behandlung einwilligen wollen, kann darin eine missbräuchliche Fremdbestimmung für das Kind (objektives Versagen bei der Sorgeausübung) liegen, die der Arzt nicht resignierend hinnehmen darf. Er ist berechtigt und unter Umständen im Interesse des Kindes verpflichtet, sich an das Familiengericht (Vormundschaftsgericht) zu wenden, das entweder selbst die gebotene Einwilligung erteilen oder einen Ergänzungspfleger bestellen kann, der anstelle der Eltern die Entscheidung zu treffen hat (§ 1666 BGB). In Eilfällen, in denen eine gerichtliche Entscheidung nicht rechtzeitig zu erlangen ist, soll der Arzt auch hier das tun, was im Interesse seiner minderjährigen Patientin geboten und medizinisch vernünftig und verantwortbar ist.

1.13 Feststellung der Einwilligungsfähigkeit und Dokumentation

Auch wo die Einwilligungsfähigkeit zweifelhaft erscheint, kann nicht stets die Zuziehung eines Jugendpsychologen oder -psychiaters erwartet werden. In der Regel wird der behandelnde Arzt gerade im (Aufklärungs-)Gespräch mit der Minderjährigen und an ihren Reaktionen die nötigen Erkenntnisse gewinnen. Es kann sich freilich empfehlen, einen zweiten Arzt oder eine erfahrene Pflegekraft zuzuziehen, um anschließend die beiderseitigen Beobachtungen austauschen zu können und in den Krankenpapieren zu vermerken. Wo die Dokumentation zeigt, dass der Arzt sich sorgfältig um Klärung der Einwilligungsfähigkeit bemüht hat und von zutreffenden Beurteilungskriterien ausgegangen ist, drohen ihm auch dann kaum negative Konsequenzen, wenn sich seine Einschätzung nachträglich als unzutreffend erweist.

1.14 Schweigepflicht gegenüber dem gesetzlichen Vertreter

Der Arzt kann im Interesse seiner minderjährigen Patientin auch gegenüber deren Eltern zur Verschwiegenheit verpflichtet sein. Insoweit ist zu differenzieren:

Ist die Minderjährige nicht einwilligungsfähig, müssen alle Fragen der Behandlung (Anamnese, Diagnose, Therapie usw.) mit den Eltern besprochen werden. Insoweit gibt es keine Schweigepflicht.

Ist die Minderjährige dagegen eindeutig einwilligungsfähig, kann sie darauf bestehen, dass ihre Eltern in die Behandlung und etwaige Vorgespräche nicht eingeschaltet werden. Dann ist der Arzt zur Verschwiegenheit verpflichtet und darf auch auf Fragen der Eltern keine Auskunft erteilen.

Dazwischen liegt ein breites Mittelfeld. Wo immer der Arzt Zweifel an der Einwilligungsfähigkeit seiner Patientin hat und Erkenntnisse über ihren Reifegrad erlangen möchte, wo er um zuverlässige Auskunft für die Anamnese bemüht ist, wo er für eine gravierende Behandlung die Unterstützung der Eltern braucht oder wo die Krankheit oder die Therapie Auswirkungen auf die unterhalts- und pflegeverpflichteten Eltern hat, sprechen plausible Gründe dafür, auch mit den Eltern Kontakt zu suchen. Hier wird der Arzt den Vorwurf einer rechtwidrigen Schweigepflichtverletzung kaum zu fürchten haben, zumal Strafverfahren wegen Verletzung der Schweigepflicht Vorsatz des Arztes und einen Strafantrag des Patienten voraussetzen (§§ 203, 205 StGB).

Wegen der Schweigepflicht in besonderen Behandlungssituationen wird auf 2.2 und 4 verwiesen. Die Frage, an wen bei Selbstzahlern die Honorarrechnung zu versenden ist, sollte beizeiten mit der minderjährigen Patientin besprochen werden. Widerspricht sie dem Rechnungsversand an die Eltern, wird sich in diesem Gespräch meist klären, ob sie das Honorar aus Mitteln bezahlen kann, die ihr zu diesem Zweck oder zur freien Verfügung überlassen sind (siehe oben, unter „Geschäftsfähigkeit“ und „Behandlungsvertrag“).

2 Besonderer Teil - Einzelne Behandlungssituationen

2.1 Das Kind im Mutterleib

Solange sich das Kind im Mutterleib befindet, ist die Schwangere und sie allein als die natürliche Sachwalterin der Belange ihres Kindes anzusehen. Zwar gibt es Stimmen in der Literatur, die dem Vater des Kindes oder (in extensiver Auslegung des § 1912 BGB) einem zur Wahrung der Kindesinteressen vor der Geburt zu bestellenden Pfleger in bestimmten Fällen ein Mitsprache- oder Entscheidungsrecht einräumen wollen. Diese Ansicht ist jedoch rechtlich fragwürdig und tatsächlich kaum zu praktizieren. Solange es hierzu keine klärende Rechtsprechung gibt, kann dem Arzt nur empfohlen werden, Entscheidungen über pränatale Diagnostik und Therapie, über Fortsetzung oder Abbruch einer Schwangerschaft sowie über den Entbindungsweg (vaginal oder Sectio) niemals gegen den Willen der Schwangeren durchzuführen, zumal hierbei neben dem Kindesinteresse stets auch ihr eigenes Persönlichkeitsrecht und ihre körperliche Befindlichkeit betroffen sind.

2.2 Verschreibung von Kontrazeptiva

Bei der Verschreibung von Kontrazeptiva wird es der Arzt besonders häufig mit minderjährigen Patientinnen zu tun haben, zumal neuere Untersuchungen ergeben, dass ein großer Teil junger Mädchen schon im Alter von 14 Jahren, zuweilen auch darunter, erste Sexualkontakte hat. Hier stellen sich dem Arzt in der Adoleszenz-Sprechstunde oft besondere Fragen. Leitsätze der Bundesärztekammer von 1975, wonach Mädchen unter 16 Jahren überhaupt keine oralen Kontrazeptiva und in der Altersgruppe von 16–18 Jahren solche nur mit Zustimmung der Eltern verordnet bekommen sollten, sind überholt und 1984 aufgegeben worden (BÄK DÄBl 1984, 3170). Während bei Minderjährigen über 16 Jahren, unter denen sich auch schon verheiratete junge Frauen befinden können, die Einwilligungsfähigkeit in aller Regel angesichts des heutigen Kenntnisstandes auch durch schulische Sexualaufklärung zu bejahen ist, wird sie in der Altersgruppe von 14–16 Jahren nur nach besonders sorgfältiger Prüfung und unterhalb dieser Altersschwelle wohl nur selten anzunehmen sein. Deshalb kann hier dem Arzt auch unter dem Gesichtspunkt seiner grundsätzlich gegebenen Schweigepflicht kein Vorwurf gemacht werden, wenn er bis zum 16. Lebensjahr – auch gegen den Willen der Minderjährigen – Kontakt mit den Eltern sucht, schon um sich den Vorwurf zu ersparen, er durchkreuze durch seine Mitwirkung an Verhütungsmaßnahmen die elterliche Sexualerziehung.

Aber das Dilemma ist offensichtlich: Durch Verweigerung und Einschaltung der Eltern wird der Arzt das Sexualverhalten der Minderjährigen kaum je beeinflussen können. In aller Regel lautet die Alternative ja nicht: Geschlechtsverkehr ja oder nein – sondern: Geschlechtsverkehr mit oder ohne Verhütungsmittel. Muss der Arzt befürchten, dass die Minderjährige bei ablehnender Haltung nur auf Verhütungsmittel, nicht aber auf Geschlechtsverkehr verzichtet, und bedenkt er die möglichen Folgen (Schwangerschaft und deren Abbruch oder eine das junge Mädchen überfordernde Mutterschaft, womöglich Kindesaussetzung oder -tötung), dann wird man ihm kaum einen Vorwurf machen können, wenn er das kleinere Übel wählt und selbst einer noch nicht einwilligungsfähigen Minderjährigen ohne Zustimmung der Eltern Kontrazeptiva verordnet. Dabei sollten freilich die Mittel ausgewählt werden, bei denen Risiko und Nebenwirkungen gering sind und deren Gebrauch auch durch Erstanwenderinnen nur ein möglichst einfaches Aufklärungsgespräch voraussetzt.

Dass dem Arzt bei derartiger Verschreibung an unter 14-jährige Mädchen der Vorwurf gemacht werden kann, er leiste vorsätzlich Beihilfe zum strafbaren Sexualverkehr mit Kindern (§§ 176 a, 27 StGB), ist bei solcher (tunlichst zu dokumentierender) Interessenabwägung nicht zu befürchten. Auch eine Strafbarkeit wegen Förderung sexueller Handlungen Minderjähriger (§ 180 Abs. 1 StGB) ist hier nicht anzunehmen.

Bei Verschreibung und Abgabe von Kontrazeptiva kommt wohl am ehesten in Betracht, dass die Minderjährige schon selbst aufgrund des sog. Taschengeldparagraphen (§ 110 BGB) wirksam Verträge schließen kann (siehe oben, die Punkte „Geschäftsfähigkeit" und „Behandlungsvertrag" und die Ausführungen zur Honorarrechnung).

2.3 Sterilisation

Die Sterilisation einer Minderjährigen ist ausnahmslos verboten (§ 1631 c BGB). Weder sie selbst noch ihre Eltern können in eine Sterilisation einwilligen, auch nicht mit Genehmigung des Vormundschaftsgerichts.

2.4 Schwangerschaftsabbruch

Auch bei den Frauen, die eine Abtreibung anstreben, nimmt der Anteil der Minderjährigen ständig zu. Deshalb hat die Beurteilung der Einwilligungsfähigkeit der minderjährigen Schwangeren hier erhebliche praktische Bedeutung. Nach überwiegender Ansicht in Rechtsprechung und Literatur ist eine 16-jährige Schwangere in aller Regel in der Lage, eine eigenverantwortliche Entscheidung über Fortsetzung oder Abbruch der Schwangerschaft zu treffen. Streitig ist es allerdings, ob Eltern diese Entscheidung unterlaufen können, indem sie den Abschluss eines entsprechenden Vertrages mit dem Arzt verweigern.

Aber auch dort, wo bei einer jüngeren Schwangeren die Einwilligungsfähigkeit noch nicht anzuerkennen ist, muss ihr unter Umständen eine Vetomündigkeit mit der Folge zugebilligt werden, dass gegen ihren Widerspruch eine Abtreibung nicht durchgeführt werden darf, es sei denn, für diese spreche eine vitale medizinische Indikation. Das Vetorecht der Schwangeren sollte nicht mit der Überlegung ausgehebelt werden, bei Fortsetzung der Schwangerschaft kämen auf die Eltern der Schwangeren, also die Großeltern des erwarteten Kindes, gesetzliche Unterhaltspflichten zu.

Dem Erzeuger des Kindes kommt auch in der Abtreibungsfrage kein Mitentscheidungsrecht zu. Die Auffassung, dies gelte nur bei einem indizierten Schwangerschaftsabbruch und nicht bei Abtreibungen nach dem Beratungsmodell, hat sich bisher nicht durchgesetzt.

2.5 Gynäkologische Operationen

Bei größeren gynäkologischen Operationen, aber auch anderen Behandlungen von gleichem Gewicht (z.B. Strahlentherapie, Chemotherapie), ist wegen der Dringlichkeit der Indikation einerseits und den denkbaren nachteiligen Folgen andererseits oft nach besonders eingehendem Aufklärungsgespräch eine umsichtige und schwierige Chancen- und Risikoabwägung vorzunehmen. Ungeachtet des Alters der Minderjährigen ist es hier stets ratsam, das Aufklärungsgespräch mit den Eltern und der Patientin zu führen und den Co-Konsens anzustreben. Wo das nicht gelingt, darf angesichts der Tragweite der Entscheidung die Einwilligungsfähigkeit der minderjährigen Patientin in der Regel frühestens mit dem 16. Lebensjahr angenommen werden. Können freilich mit der Behandlung dauerhafte, die künftige Lebensführung belastende Folgen verbunden sein, ist das Vetorecht der Minderjährigen (siehe oben, Punkt „Vetomündigkeit“) zu beachten. So wird z.B. eine Brustamputation oder Eierstockentfernung schwerlich gegen den Widerspruch einer 15-jährigen Patientin durchzuführen sein.

Zurückhaltung ist auch bei der Bejahung der Einwilligungsfähigkeit geboten, wenn es sich um Eingriffe handelt, die ganz überwiegend kosmetisch-ästhetischen Zielen dienen (z. B. Bruststraffung oder -vergrößerung, Fettabsaugung), aber mit erheblichen Risiken verbunden sein können. Hier muss bedacht werden, dass junge Mädchen dazu neigen können, solche Risiken nicht genügend zu bedenken, wenn es darum geht, ihren Körper einem vermeintlichen Schönheitsideal näher zu bringen.

Das Transsexuellengesetz sieht für geschlechtsumwandelnde Operationen, die der so genannten großen Lösung vorausgehen, keine Altersgrenze vor. Wegen der besonderen Bedeutung solcher Eingriffe dürfte hier jedoch eine Fremdbestimmung durch gesetzliche Vertreter nicht in Betracht kommen und die Einwilligungsfähigkeit einer Minderjährigen, wenn überhaupt, nur nahe der Volljährigkeitsgrenze anzunehmen sein.

2.6 Organtransplantation

Für die Empfängerseite gelten bei Organtransplantationen die allgemeinen Regeln (siehe die Punkte „Einwilligungsfähigkeit“ und „Gynäkologische Operationen“). Auf der Spenderseite ist zwischen toten und lebenden Organspendern zu unterscheiden. Für den Fall des Todes kann einer Organentnahme zu Lebzeiten des Spenders von dessen 16. Lebensjahr an zugestimmt und ein Widerspruch vom 14. Lebensjahr an erklärt werden (§ 2 Abs. 2 Satz 3 TPG). Die Entnahme von Organen an der lebenden Person ist mit deren Einwilligung nur zulässig, wenn sie volljährig und einwilligungsfähig ist (§ 8 Abs. 1 Nr. 1a TPG). Bei Minderjährigen kommt also eine Lebendspende nicht in Betracht. Da das Gesetz jedoch nicht für Blut und Knochenmark sowie embryonale und fetale Organe und Gewebe gilt (§ 1 Abs. 2 TPG), kann in dem praktisch wichtigen Fall z.B. Knochenmark zugunsten eines Geschwisterkindes nach den allgemeinen Regeln entnommen werden.

2.7 Heilversuch und medizinische Forschung

Für den Heilversuch an einer Minderjährigen gelten (abgesehen von § 41 AMG) die allgemeinen Regeln. Jedoch werden hier wegen der oft schwer abschätzbaren Chancen und Risiken besonders hohe Anforderungen an die Einwilligungsfähigkeit zu stellen sein.

In die (fremdnützige) klinische Prüfung von Arzneimitteln dürfen Minderjährige nur einbezogen werden, wenn sie zum Erkennen oder Verhüten von Krankheiten bei Minderjährigen bestimmt ist, die Prüfung an Erwachsenen keine ausreichenden Prüfungsergebnisse erwarten lässt und neben der stets erforderlichen Einwilligung des gesetzlichen Vertreters auch die Einwilligung des bereits einwilligungsfähigen Probanden vorliegt, also ein Co-Konsens gegeben ist (§ 40 Abs. 4 AMG). Gleiches gilt für die klinische Prüfung eines Arzneimittels bei einer Person, die an einer Krankheit leidet, zu deren Behandlung das zu prüfende Arzneimittel angewendet werden soll (§ 41 AMG).

Entsprechende Regeln finden sich auch für die Erprobung von Medizinprodukten in §§ 17 ff. MPG.

Erstfassung	2002
Überarbeitung	Gültigkeit im Jahr 2008 bestätigt.
Beteiligte Fachgesellschaften, Arbeitsgemeinschaften und Organisationen	Deutsche Gesellschaft für Gynäkologie und Geburtshilfe • Arbeitsgemeinschaft Medizinrecht
Autoren	Bestätigt durch alle Mitglieder der AG Medizinrecht (s. S. 5)

Deutsche Gesellschaft für Gynäkologie und Geburtshilfe (DGGG),
Arbeitsgemeinschaft Medizinrecht (AGMedR)

Empfehlungen zum Verhalten im Patienten-Arzt-Konflikt

(insbesondere nach einem Zwischenfall)

Inhaltsverzeichnis

1 Forensisch bedeutsame Grundkenntnisse

Ist der Behandlungserfolg ausgeblieben, ein Zwischenfall mit einer Schädigung der Patientin oder sogar mit tödlichem Ausgang eingetreten oder sieht sich die Patientin aus anderen Gründen von der Behandlung enttäuscht, muss immer häufiger mit einer Klage auf Schadensersatz und Schmerzensgeld, einem Antrag an Gutachterkommissionen bzw. Schlichtungsstellen, mit der Einschaltung des MDK der gesetzlichen Krankenversicherung, mit einer Strafanzeige und mit Schadensersatzansprüchen beim Haftpflichtversicherer des Arztes gerechnet werden.

Das forensische Risiko für Ärzte und damit die Verrechtlichung der Medizin schreitet offenbar unaufhaltsam fort. Gründe dafür sind:

- übersteigerte Ansprüche und Erwartungen der Patienten, unterstützt durch zunehmende Spezialisierung, immer mehr „Apparatemedizin“ und damit Unpersönlichkeit vieler Großkliniken sowie ärztliche Missgunst untereinander,
- das gewachsene Selbstbewusstsein der Patienten, ihre gegenüber früher deutlich gestiegene Konfliktbereitschaft, der Niedergang des Vertrauensverhältnisses zwischen Arzt und Patient,
- die weite Verbreitung von Rechtsschutzversicherungen und das Interesse von Anwälten, Prozessfinanzierungsgesellschaften, Presse- und Massenmedien am Arzt-Patienten-Konflikt,
- eine Rechtsprechung mit deutlicher Stärkung der Patientenrechte über sehr hohe Aufklärungsanforderungen, Erleichterungen bei der Prozessführung und Beweislastverschiebungen zugunsten der Patientenseite.

Jeder Arzt sollte deshalb gewisse **elementare Rechtskenntnisse** über folgende Fragen haben:

1. **Behandlungs-, Organisations- und Aufklärungsfehler** können zu zivilrechtlicher Haftung und/oder strafrechtlichen Sanktionen führen, mag der Fehler auch noch so verzeihlich, geringfügig, unbewusst oder durch ungünstige Umstände beeinflusst sein.
2. Ein **Behandlungsmisserfolg**, eine Komplikation oder ausgebliebener Heilerfolg sind kein Indiz für eine fehlerhafte Behandlung oder ein Verschulden des Arztes.
3. **Dokumentationsmängel** sind keine eigenständige Anspruchsgrundlage für Schadensersatz- und/oder Schmerzensgeldansprüche, sondern führen zu Beweiserleichterungen bis hin zur Beweislastumkehr zu Ungunsten der Behandlungsseite.
4. Nach einem Zwischenfall ist zu unterscheiden zwischen **zivil- und strafrechtlichen Konsequenzen**:
   a. Im **Zivilrecht** geht es um Ansprüche auf Schadensersatz und Schmerzensgeld, die durch eine ausreichende Berufshaftpflichtversicherung gedeckt sein sollten. Zur Höhe der für die jeweilige Berufsausübung erforderlichen Deckungssumme sollte

die Haftpflichtversicherung befragt werden. Im Zivilprozess entscheidet der Patient über den Prozessstoff und bestimmt den Streitgegenstand. Dabei kommt ihm zugute, dass an seinen substantiierten Sachvortrag nur maßvolle Anforderungen gestellt werden, keine Informationspflicht über medizinische Zusammenhänge verlangt wird und die Beweislast teilweise, z.B. bei groben Behandlungsfehlern oder Gerätedefekten, der Arztseite obliegt.

b. Im **Strafverfahren** geht es höchst unmittelbar um einen persönlichen Schuldvorwurf, um eine Vorstrafe und deren oftmals die berufliche Existenz gefährdende Folgen. Den Gegenstand der Ermittlungen bestimmt der Staatsanwalt, der von Amts wegen ermittelt, letztlich aber bei unklarem Beweisergebnis zugunsten des Beschuldigten entscheiden muss.

2 Verhaltensregeln

Die wichtigsten Empfehlungen zum Verhalten des Arztes bei einem Konflikt mit der Patientin, nach einem Behandlungszwischenfall oder Behandlungsmisserfolg mit Schadensfolgen sind in folgenden 10 Punkten zusammengefasst:

2.1 Das Gespräch mit der Patientin

Bei der Aufklärung über den Sachverhalt ist eine fehlende Gesprächsbereitschaft häufig Ursache von Misstrauen, Verärgerung oder Gegnerschaft, die Gegenreaktionen in Gestalt von Schadensersatzansprüchen oder gar eine Strafanzeige auslösen.

Der Arzt darf daher das Gespräch mit der oder den Betroffenen nicht verweigern, er sollte es auch nicht auf nachgeordnetes Personal delegieren (Chefaufgabe!). Das Gespräch muss gut vorbereitet werden, der Arzt soll bereitwillig Einsicht in die Unterlagen gewähren und die Fakten offen nennen. Dabei dürfen keine irrealen Hoffnungen geweckt, ein Schaden darf nicht bagatellisiert werden. Das Gespräch darf auch nicht „von oben herab" geführt und es dürfen keine unrichtigen Behauptungen aufgestellt werden.

Der Arzt sollte auch stets einen Zeugen hinzuziehen und den Gesprächsinhalt zeitnah dokumentieren. Wertungen über das Verhalten anderer und Schuldvorwürfe gegenüber Dritten sollten unterbleiben.

Aus versicherungsrechtlichen Gründen sollte der Arzt kein Schuldanerkenntnis abgeben. Er hat das Recht, schuldhaftes Verhalten zu bestreiten oder den Patienten gegenüber Auskünfte zu verweigern, da niemand verpflichtet ist, sich selbst zu beschuldigen oder an seiner Strafverfolgung durch eigenes Tun mitzuwirken.

Ist bereits eine Strafanzeige erstattet worden, so sollte das Gespräch mit Patienten oder Angehörigen unterbleiben, da nun die Staatsanwaltschaft ermittelt. Bekundungen des Bedauerns oder der Anteilnahme – im Falle des Todes einer Patientin – sollten in Abstimmung mit dem anwaltlichen Berater dennoch erfolgen.

2.2 Erstellung eines Gedächtnisprotokolls, Komplettierung der Krankenunterlagen und Anfertigung von Fotokopien

Das Gedächtnisprotokoll dient nur zur Unterstützung der eigenen Erinnerung und gehört *nicht* in die Krankenblattunterlagen.

Die Krankenakte ist nach Eintritt einer Komplikation unverzüglich, jedenfalls zeitnah, zu vervollständigen. Dabei sollte der Arzt in Ruhe alle getroffenen Maßnahmen und Überlegungen, die für den Behandlungsablauf wichtig sind, dokumentieren. Ein Nachtrag, falls erforderlich, ist als solcher zu kennzeichnen.

Für den Fall einer Beschlagnahme sollten (lesbare!) Fotokopien der Krankenblattunterlagen und Duplikate von Röntgenaufnahmen angefertigt werden.

2.3 Keine Zeugenbeeinflussung, keine Unterdrückung oder Veränderung der Krankenunterlagen

Um jeden Verdacht einer Beeinflussung zu vermeiden, sollte Zurückhaltung im Gespräch mit Kollegen und nichtärztlichem Personal gewahrt werden.

Berichtigungen der Krankenakte sind zulässig, aber nur unter Angabe des Datums.

2.4 Information der zuständigen Stellen (Personen)

Alle Schadensereignisse, die Haftpflichtansprüche auslösen könnten, müssen unverzüglich an den Haftpflichtversicherer, die Krankenhausverwaltung und ggf. den Vorgesetzten schriftlich gemeldet werden (nicht in die Krankenunterlagen!).

2.5 Herausgabe von Krankenunterlagen und Versicherungsdaten

Jede Patientin hat ein Recht auf Einsicht in ihre Krankenblattunterlagen. Auf Verlangen sind ihr Kopien zu übermitteln und dem Haftpflichtversicherer mitzuteilen.

Wichtig: Die Originale der Krankenblattunterlagen bleiben im Krankenhaus oder beim Arzt; dieser muss auch keine eidesstattliche Versicherung zur Vollständigkeit und Richtigkeit der Unterlagen abgeben.

Die Patientin hat nur auf objektive Aufzeichnungen und Befunde Anspruch, nicht jedoch auf subjektive Bemerkungen und Wertungen.

2.6 Vollmacht des Haftpflichtversicherers, Beauftragung eines Rechtsanwalts, Gutachterkommissionen bzw. Schlichtungsstellen

In Zivilsachen hat der Haftpflichtversicherer (§ 5 Nr. 7 AHB – Allgemeine Haftpflichtbedingungen) das Recht, für den Arzt einen Rechtsanwalt auszuwählen. Der Versicherer darf alle Maßnahmen der Schadensregulierung inkl. der Korrespondenz treffen und dem Arzt Verhaltensregeln erteilen.

In Strafsachen ist dagegen der Arzt bei der Auswahl und Beauftragung seines Verteidigers nicht vom Willen des Haftpflichtversicherers abhängig.

Ob der Arzt einem Antrag der Patientin an eine ärztliche Gutachterkommission oder Schlichtungsstelle zustimmt, muss er selbst entscheiden. Die Zustimmung muss aber im Einverständnis mit dem zuständigen Haftpflichtversicherer erfolgen.

Ärztliche Gutachterkommissionen und Schlichtungsstellen haben sich als wichtige Institutionen zur außergerichtlichen Streitbeilegung bewährt. Obwohl deren Entscheidungen weder die Patientin noch den Arzt noch seine Haftpflichtversicherung binden, präjudizieren sie vielfach den weiteren Verlauf des Falles, so dass eine professionelle Vertretung (durch einen Rechtsanwalt) unbedingt empfehlenswert ist, auch wenn der Haftpflichtversicherer die Kosten einer außergerichtlichen Anwaltsmandatierung in der Regel nicht übernimmt.

2.7 Todesbescheinigung und Problematik der Fehleroffenbarungspflicht

Bei Todesfällen hat der Arzt sorgfältig zu prüfen, ob er eine „natürliche“ oder „nicht natürliche Ursache“ auf dem Leichenschauschein eintragen muss. Da deren Definition im rechtswissenschaftlichen und rechtsmedizinischen Schrifttum unterschiedlich ist, ist im Zweifelsfall als Todesursache „ungeklärt“ anzugeben.

Bewusst unrichtige Angaben können im Falle der Fremdbegünstigung strafrechtliche Folgen haben.

Unnatürliche Todesfälle müssen der Polizei gemeldet werden. Ob der Arzt, der möglicherweise für den Tod des Patienten verantwortlich ist, das Recht hat, die Leichenschau bzw. die Benachrichtigungspflicht zu verweigern, hängt von der jeweiligen landesrechtlichen Regelung ab. Auf todesursächliche Behandlungsfehler ist hinzuweisen.

Bei fahrlässiger Körperverletzung ist der Arzt nicht verpflichtet, der Staatsanwaltschaft oder Polizei eine Meldung zu machen. Es besteht auch keine Fehleroffenbarungspflicht gegenüber Patientin oder Angehörigen. Ausnahmen sind Gesundheitsschäden nach einem ärztliche Behandlungsfehler, aus dem Weiterungen, z.B. ein operativer Eingriff oder eine Nachbehandlung, resultieren können. Der Arzt ist hier verpflichtet, das Ausmaß der Schädigung so gering wie möglich zu halten.

Komplikationen, wie z.B. das Zurücklassen eines Bauchtuchs und dergleichen, müssen in den Krankenblattunterlagen als medizinisch wesentliche Umstände vermerkt werden.

Der Arzt muss dagegen außerhalb der Leichenschau nicht fremde Behandlungsfehler aufdecken und melden, um etwa dem Vorwurf der Strafvereitelung (§ 258 Abs. 1 StGB) zu entgehen.

2.8 Einschaltung eines Anwalts

Vor dem Landgericht muss der Arzt anwaltlich vertreten sein. In Zivilsachen hat der Haftpflichtversicherer (§ 5 Nr. 7 AHB – Allgemeine Haftpflichtbedingungen) das Recht, für den Arzt einen Rechtsanwalt auszuwählen.

Die Prozessführung liegt beim Rechtsanwalt, doch muss ihn der Arzt umfassend und rechtzeitig informieren, insbesondere die gegnerischen und eigenen Schriftsätze im Hinblick auf die Sachdarstellung überprüfen und Stellung nehmen.

An Beweisterminen sollte der Arzt in Abstimmung mit seinem Rechtsanwalt unbedingt teilnehmen, da er am besten in der Lage ist, Zeugen und Sachverständigen Fragen zu stellen bzw. Vorhalte zu machen.

In Strafsachen ist der Arzt bei der Auswahl und Beauftragung seines Verteidigers nicht vom Willen des Haftpflichtversicherers abhängig. Wegen einer Kostenübernahme sollte bei der Haftpflichtversicherung („erweiterter Strafrechtsschutz“) und bei der Rechtsschutzversicherung nachgefragt werden.

2.9 Rechte und Pflichten als Zeuge oder Beschuldigter im Strafverfahren

Als Zeuge besteht für den Arzt bei polizeilicher oder staatsanwaltschaftlicher Vernehmung eine Aussage- und Wahrheitspflicht. Er darf jedoch die Auskunft verweigern, wenn die wahrheitsgemäße Beantwortung einer Frage ihn der Gefahr aussetzen würde, wegen einer Straftat oder Ordnungswidrigkeit verfolgt zu werden. (§ 55 StPO).

Im Anfangsstadium der Ermittlungen sollte dieses sog. Auskunftsverweigerungsrecht weit interpretiert werden, u.U. besteht sogar das Recht, die Aussage gänzlich zu verweigern. Deshalb sollte in jedem Fall um schriftliche Formulierung der Fragen gebeten und anwaltlicher Rat eingeholt werden.

Als Beschuldigter hat der Arzt das Recht, zu schweigen, ohne dass ihm daraus irgendwelche Nachteile erwachsen dürfen. Deshalb empfehlen wir, von diesem Recht unbedingt Gebrauch zu machen, zugleich aber eine Stellungnahme nach Akteneinsicht durch den Verteidiger anzukündigen.

2.10 Umgang mit Medien

Jedes Krankenhaus und jeder Arzt ist bei „Kunstfehlerverfahren“ wegen der hohen Medienaufmerksamkeit gut beraten, Anfragen der Presse durch eine autorisierte Person schriftlich beantworten zu lassen. Derartige Äußerungen müssen gut vorbereitet und unangreifbar sein, d.h. sie dürfen keine Widersprüche enthalten oder Korrekturen notwendig machen. Im Krankenhaus ist darauf zu achten, dass individuelle Äußerungen einzelner Mitarbeiter unterbleiben.

3 Fazit

Bei den vorgenannten Empfehlungen handelt es sich um allgemeine Hinweise, die auf langer Erfahrung beruhen und die vielfach dazu geführt haben, Auseinandersetzungen, Klagen oder Strafanzeigen zu vermeiden und Verfahren in vernünftige Bahnen zu lenken.

Selbstverständlich sind sie in jedem Einzelfall je nach Sachlage individuell zu handhaben.

Sie gewährleisten aber dem Arzt, unter Wahrung seiner von der Rechtsordnung gewährten Schutz- und Verteidigungsrechte in einem etwaigen Zivil- oder Strafprozess angemessen vertreten zu sein.

Erstfassung	1999
Überarbeitung	2008
Beteiligte Fachgesellschaften, Arbeitsgemeinschaften und Organisationen	Deutsche Gesellschaft für Gynäkologie und Geburtshilfe · Arbeitsgemeinschaft Medizinrecht
Autoren der letzten Überarbeitung	Überarbeitung bestätigt durch alle Mitglieder der AG Medizinrecht (s. S. 5)

DGGG Leitlinienregister 2008	4	Medizinrecht
	4.1	Allgemeine Texte
	4.1.3	Off-Label-Use in Gynäkologie und Geburtshilfe
AWMF Leitlinienregister	015/057 (S1)	

Deutsche Gesellschaft für Gynäkologie und Geburtshilfe (DGGG),
Arbeitsgemeinschaft Medizinrecht (AGMedR)

Off-Label-Use in Gynäkologie und Geburtshilfe

Inhaltsverzeichnis

Der Einsatz von Arzneimitteln außerhalb ihrer Zulassung wirft für den verordnenden Arzt sowohl haftungsrechtlich als auch im Bereich der gesetzlichen Krankenkassen (GKV) verordnungsrechtlich Fragen auf, die im Folgenden dargestellt werden sollen.

Dabei ergeben sich verschiedene Fallkonstellationen:

- Ein Arzneimittel hat weltweit noch keine Zulassung, Erfahrungen liegen aus klinischen Studien vor.
- Ein Arzneimittel ist in Deutschland nicht zugelassen, aber in anderen Ländern besteht bereits eine Zulassung für die beabsichtigte Indikation.
- Ein Arzneimittel ist in Deutschland zugelassen, die Zulassung richtet sich jedoch nicht auf die beabsichtigte Indikation.
- Ein Arzneimittel war zugelassen, die Zulassung ist jedoch erloschen oder zurückgezogen.

1 Rechtliche Grundlagen

1. Nach herrschender Meinung in Literatur und Rechtsprechung[1] richten sich die Zulassungsvorschriften des Arzneimittelgesetzes (AMG) an den pharmazeutischen Unternehmer, nicht an den Arzt. Dem Arzt ist es im Rahmen der so genannten „Therapiefreiheit" gestattet, auch nicht zugelassene Arzneimittel bzw. Arzneimittel außerhalb des Indikationsgebiets, für das sie zugelassen sind, anzuwenden. Auf die Vorschriften zur klinischen Prüfung gem. §§ 40, 41 AMG brauchen sich die betroffenen Personen nicht verweisen zu lassen. Denn die Verordnung und Abgabe des nicht zugelassenen Arzneimittels erfolgt nicht zur Gewinnung neuer Erkenntnisse über Wirksamkeit und Unbedenklichkeit eines Arzneimittels, sondern ausschließlich im Patienteninteresse. Dies gilt erst recht, wenn die Erkenntnisse über die Wirkweise des Arzneimittels bereits – wenn auch teilweise im Ausland – vorliegen.

2. Wie der BGH festgestellt hat[2], stellt die arzneimittelrechtliche Zulassung eine Art „Gütesiegel" dar. Mit anderen Worten existiert eine Vermutung für die Einhaltung des Standards, wenn ein zugelassenes Arzneimittel im Rahmen des entsprechenden Indikationsgebietes und der Vorgaben des Herstellers eingesetzt wird. Hieraus den Umkehrschluss zu ziehen, dass die Verordnung und Abgabe eines nicht zugelassenen Arzneimittels bzw. eines zugelassenen Arzneimittels außerhalb des Indikationsgebietes, für das es die Zulassung hat, als „nicht standardgemäß" oder gar fahrlässig zu bewerten sei, ist jedoch nicht vertretbar. Der Standard ist keine statische, sondern eine dynamische Größe, was sogar dazu führen kann, dass der Stand der medizinischen Erkenntnisse es

1 OLG München, VersR 1991, 471, 473; OLG Köln, VersR 1991, 186; BGH, MedR 1996, 22.
2 BGH, MedR 1996, 22, 23 (Surgibone).

erfordern kann, ein noch nicht zugelassenes Arzneimittel zu verordnen, wenn es wissenschaftlich bereits als gegenüber herkömmlichen Methoden wirksamer eingestuft wird.[3] Der BGH in anderem Zusammenhang[4]: „Die Anwendung solcher allgemein nicht anerkannter Therapieformen und sogar ausgesprochen paraärztlicher Behandlungsformen ist rechtlich grundsätzlich erlaubt. Es kann dahingestellt bleiben, ob dies schon deswegen der Fall sein muss, weil sich eine Beschränkung der Methodenfreiheit aus Rechtsgründen als Hemmnis des medizinischen Fortschritts bzw. als Stillstand der Medizin darstellen würde. Jedenfalls aber folgt dies aus dem Selbstbestimmungsrecht eines um die Tragweite seiner Entscheidung wissenden Patienten. Denn da dieser das Recht hat, jede nicht gegen die guten Sitten verstoßende Behandlungsmethode zu wählen, kann aus dem Umstand, dass der Heilbehandler den Bereich der Schulmedizin verlassen hat, nicht von vornherein auf einen Behandlungsfehler geschlossen werden."

3. Wendet ein Arzt ein Arzneimittel außerhalb seines Zulassungsbereichs an, ist von besonderem Interesse, ob er dadurch den Deckungsschutz im Rahmen seiner Berufshaftpflichtversicherung gefährdet oder gar gänzlich verliert. In den meisten Heilwesenbedingungen der in der Bundesrepublik Deutschland tätigen Haftpflichtversicherungen heißt es: „Versichert ist die gesetzliche Haftpflicht aus Behandlungen …, soweit diese in der Heilkunde anerkannt sind."

Deckungsschutz besteht danach in all denjenigen Off-Label-Use-Anwendungen, in denen die Voraussetzungen vorliegen, die das Bundessozialgericht für die Erstattungsfähigkeit im Rahmen der GKV aufgestellt hat (dazu unten). Anders als im Falle der restriktiven Haltung im Rahmen der Frage der Erstattungsfähigkeit dürfte es sogar ausreichen, dass über den Off-Label-Use in einschlägigen Fachkreisen ein Konsens über den voraussichtlichen Nutzen des zulassungsüberschreitenden Einsatzes des Arzneimittels besteht. Dies ist in vielen Anwendungssituationen z. B. in der Anästhesie oder auch der Kinderonkologie gegeben.

Eine andere Situation liegt allerdings bei der Haftpflichtversicherung der pharmazeutischen Unternehmen im Rahmen der Gefährdungshaftung des § 84 AMG vor. Zwar vertritt das Bundesministerium für Gesundheit und soziale Sicherung (BMGS) die Auffassung, die Deckung müsse sich jedenfalls auf solche Fälle des Off-Label-Use erstrecken, in denen die Anwendung allgemein konsentiert wird. Die Hersteller und ihre Versicherer wenden jedoch zu Recht ein, dass sie im Wege der beantragten Zulassung die Verkehrsfähigkeit ihres Produkts bestimmen.

4. Von der grundsätzlichen Zulässigkeit einer Anwendung eines Arzneimittels außerhalb seines Zulassungsbereichs ist die Frage der Erstattungsfähigkeit im Rahmen der

3 OLG Köln, VersR 1991, 186 (Aciclovir).
4 BGH, NJW 1991, 1536; BGHSt 37, 385, 387.

gesetzlichen Krankenversicherung zu unterscheiden. Mit Urteil vom 19.3.2002[5] hatte das Bundessozialgericht (BSG) entschieden, dass im Rahmen der gesetzlichen Krankenversicherung grundsätzlich nur dann Kosten für Arzneimittel getragen werden können, wenn sie im Rahmen der Indikationen, für die die Zulassung erteilt worden ist, verabreicht werden. Das BSG hält einen zulassungsüberschreitenden Einsatz von Fertigarzneimitteln nur dann für gerechtfertigt, wenn folgende drei Voraussetzungen **kumulativ** gegeben sind:

a. Das Fertigarzneimittel soll zur Behandlung einer schwerwiegenden Krankheit eingesetzt werden. Dabei versteht das BSG unter einer schwerwiegenden Krankheit solche Krankheiten, die entweder lebensbedrohlich sind oder die Lebensqualität auf Dauer nachhaltig beeinträchtigen.
b. Es darf keine vertretbare andere Behandlungsalternative verfügbar sein.
c. In einschlägigen Fachkreisen muss ein Konsens über den voraussichtlichen Nutzen des zulassungsüberschreitenden Einsatzes des Arzneimittels bestehen.

Trotz der scheinbaren Klarheit dieser drei Voraussetzungen hat die Entscheidung des Bundessozialgerichts zahlreiche Folgefragen aufgeworfen (z. B. bei Tumorbehandlung von Kindern), die in der Praxis immer noch einer befriedigenden Lösung harren[6]. Eine gewisse Öffnung folgt aus einer aktuellen Entscheidung des BSG[7]. Danach kann eine Kostentragungspflicht im Rahmen der GKV angenommen werden, wenn das Arzneimittel im Ausland zugelassen ist und für einen seltenen Einzelfall, also nicht für eine abstrakte Indikationsgruppe, über die erlaubte Apothekeneinfuhr (§ 73 Abs. 3 AMG a.F.) importiert wird.

5. In Folge der Entscheidung des Bundessozialgerichts hat das BMG (damals noch BMGS) eine Expertengruppe „Off-Label-Use" eingerichtet. Die Expertengruppe soll Feststellungen darüber treffen, ob die – nicht in einem Zulassungsverfahren getestete – Anwendung eines Arzneimittels „medizinisch sinnvoll" erscheint. Dadurch sollen Rechtssicherheit und Rechtsklarheit gefördert werden. Der Gesetzgeber hat diese Überlegungen aufgegriffen und in dem seit dem 1.1.2004 geltenden neuen § 35 b SGB V

---

5 BSG, NZS 2002, 645; in diesem Sinne jetzt auch LSG NRW, Urt.v. 19.8.2004-L 16 KR 79/03.

6 Zu den rechtlichen Folgefragen Goecke, Der zulassungsüberschreitende Einsatz von Arzneimitteln (Off-Label-Use), NZS 2002, 620 ff.; Schimmelpfeng-Schütte, Der Vertragsarzt zwischen ärztlichem Eid und seinen Pflichten als Leistungserbringer – unter Berücksichtigung der Beschlüsse des Bundesverfassungsgerichts zum Off-Label-Use und zum Ausschluss neuer Behandlungsmethoden, GesR 2004, 361, 364; dies., Recht auf Behandlung und Off-Label-Use in der Gesetzlichen Krankenversicherung, MedR 2004, 655ff.; Wölk, „Off-label-use" in der ambulanten Versorgung in der Gesetzlichen Krankenversicherung – Öffnung der GKV für individuelle Heilversuche?!, ZMGR 2006, 3ff.; BVerfG, NJW 2003, 1236; BVerfG, GesR 2004, 246 ff.; Niemann, Die Verordnung eines Arzneimittels außerhalb der zugelassenen Indikation – „Off-Label-Use", NZS 2004, 254 ff.

7 BSG, Urt.v. 19.10.2004-B 1 KR 27/02 R, Visudyne (zugelassen in der Schweiz und den USA) zur Therapie des Aderhautkoloms im Kindesalter; siehe auch BVerfG, Beschl.v. 6.12.2005 – 1 BvR 347/98.

umgesetzt. Danach beruft das Bundesministerium für Gesundheit und soziale Sicherung Expertengruppen beim Bundesinstitut für Arzneimittel und Medizinprodukte, die Bewertungen zum Stand der wissenschaftlichen Erkenntnis über die Anwendung von zugelassenen Arzneimitteln für Indikationen und Indikationsbereiche, für die sie nach dem Arzneimittelgesetz nicht zugelassen sind, abgeben sollen. Diese Bewertungen sollen dann dem gemeinsamen Bundesausschuss als Empfehlung zur Beschlussfassung gemäß § 92 Abs. 1 S. 2 Nr. 6 SGB V zugeleitet werden. Eine entsprechende Bewertung soll im Übrigen nur mit Zustimmung des pharmazeutischen Unternehmens erstellt werden. Diese Einschränkung erfolgte offensichtlich im Hinblick auf die Befugnis des Herstellers, das Ausmaß der Verkehrsfähigkeit des von ihm zu verantwortenden Produkts zu bestimmen (siehe oben Ziff. 3 a. E.). Aus der Gesetzesbegründung ergibt sich, dass der Gesetzgeber eine derartige Zustimmung bzw. Billigung der Ausweitung der Verkehrsfähigkeit offenbar auch als Haftungsvoraussetzung im Rahmen der Gefährdungshaftung nach § 84 AMG betrachtet. § 25 Abs. 7 a AMG, eingeführt durch das 12. Änderungsgesetz, sieht mittlerweile vor, dass die beim BfArM gebildete Kommission für Arzneimittel für Kinder und Jugendliche zu Arzneimitteln, die nicht für die Anwendung bei Kindern und Jugendlichen zugelassen sind, den anerkannten Stand der Wissenschaft dafür feststellen kann, unter welchen Voraussetzungen diese Arzneimittel bei Kindern oder Jugendlichen angewendet werden können (§ 25 Abs. 7a S. 7).

6. Nach einer Entscheidung des Bundesverfassungsgerichts vom 6.12.2005[8], durch die eine die Leistungspflicht der GKV für eine nicht anerkannte Arzneimitteltherapie ablehnende Entscheidung des BSG aufgehoben wurde, bekam die Diskussion neuen Auftrieb. Danach sind innerhalb der GKV auch Kosten für nicht anerkannte Methoden oder Off-Label-Anwendungen zu erstatten, wenn

a. eine lebensbedrohliche oder regelmäßig tödlich verlaufende Erkrankung vorliegt,
b. bezüglich dieser Krankheit eine allgemein anerkannte, medizinischem Standard entsprechende Behandlung nicht zur Verfügung steht,
c. bezüglich der beim Versicherten ärztlich angewandten (neuen, nicht allgemein anerkannten) Behandlungsmethode eine „auf Indizien gestützte“ nicht ganz fern liegende Aussicht auf Heilung oder wenigstens auf eine spürbare positive Einwirkung auf den Krankheitsverlauf besteht.

Die grundsätzliche Bindung an den Leistungskatalog der GKV und die Kompetenz des G-BA zur Konkretisierung und Prüfung neuer Behandlungsmethoden hat das BVerfG

8 BVerfG, Beschl.v. 6.12.2005 – 1 BvR 347/98.

nicht angetastet[9]. Dementsprechend hat das BSG in aktuellen Entscheidungen[10] seine Rechtsprechung unter Beachtung der vom BVerfG aufgestellten Grundsätze fortentwickelt, ohne dass jedoch damit die Off-Label-Problematik deutlich „liberalisiert" worden wäre. Praktische Hilfe wird eine neu geschaffene Anlage zu den Arzneimittel-Richtlinien zu anerkannten Off-Label-Use-Indikationen solcher Arzneimittel bringen (Teil A), nachdem der Aufnahme ein positives Votum der Expertengruppe und eine Anerkennung dieses Off-Label-Use durch den pharmazeutischen Unternehmer als bestimmungsgemäßen Gebrauch vorausgegangen ist. Die Beschlussfassung hierfür erfolgt durch den G-BA.

2 Konsequenzen für die Praxis

1. Die Anwendung von Fertigarzneimitteln außerhalb der bestehenden Zulassung ist im Rahmen der gesetzlichen Krankenkassen nur verordnungsfähig, wenn die vom Bundessozialgericht gegebenen Voraussetzungen erfüllt sind. Verordnungen zu Lasten der GKV, die nicht unter diese Voraussetzungen fallen, können zu einem Regress der Kassenärztlichen Vereinigungen gegenüber dem verordnenden Arzt führen. Dabei haben die KVen wegen der erschöpfenden Vorgaben des BSG keinen Ermessensspielraum.

2. Die Expertengruppen beim BMG haben bisher nur für ganz wenige Arzneimittel Stellungnahmen für die Anwendung außerhalb ihrer zugelassenen Indikation oder Indikationsgebiete abgegeben. Wenn für ein Arzneimittel eine derartige Stellungnahme fehlt, besteht keine Gefährdungshaftung des Herstellers nach § 84 AMG. Für den Arzt besteht aber Deckungsschutz im Rahmen seiner Berufshaftpflicht, wenn für die Anwendung eines Arzneimittels die Voraussetzungen gegeben sind, die das BSG gezogen hat. Es besteht auch Deckungsschutz, wenn ein Präparat nach gesicherter wissenschaftlicher Kenntnis im Rahmen einer nicht zugelassenen Indikation sinnvoll eingesetzt werden kann.

3. Problematisch dürfte die Deckung allerdings in den Fällen sein, in denen es zugelassene Alternativ-Arzneimittel gibt und der Einsatz eines nicht zugelassenen Arzneimittels ausschließlich oder überwiegend aus Kostengesichtspunkten erfolgt.

---

9 Deshalb erscheinen erste Bewertungen der Entscheidung in der Publikumspresse zu allgemein. Dies hat das BSG im anschließenden Vergleich, mit dem das Verfahren nach der Aufhebung durch das BVerfG abgeschlossen wurde, deutlich herausgearbeitet, siehe hierzu veröffentlichtes Sitzungsprotokoll vom 27.3.2006, B 1 KR 28/05 R, Termin-Bericht des BSG Nr. 20/06.
10 BSG, Urteile v. 4.4.2006, B 1 KR 12/05 R; B 1 KR 12/04 R (beide ablehnend); B 1 KR 7/05 R (zustimmend).

4. Über die beabsichtigte Anwendung eines für die geplante Indikation nicht zugelassenen Fertigarzneimittels muss der Patient entsprechend aufgeklärt werden, und er muss seine Einverständniserklärung zu der Behandlung geben.

5. Die Weiterverordnung eines Arzneimittels, das z.B. wegen bestimmter Nebenwirkungen durch den Hersteller vom Markt genommen worden ist, ist auch haftungsrechtlich nicht vertretbar. Es besteht weder durch den Hersteller eine Gefährdungshaftung noch besteht Deckung durch den Haftpflichtversicherer des Arztes.

3 Fazit

Kommt eine Off-Label-Anwendung eines Arzneimittels in Betracht, muss der Arzt jeden Einzelfall sorgfältig sowohl unter haftungsrechtlichen als auch verordnungsrechtlichen Gesichtspunkten prüfen. Sind bestimmte Voraussetzungen erfüllt, ist der Einsatz eines nicht zugelassenen Arzneimittels unproblematisch. In jedem Fall muss der Patient darüber aufgeklärt werden, dass eine Arzneimittelverordnung außerhalb einer bestehenden Zulassung beabsichtigt ist, und er muss zu dieser Therapie sein Einverständnis geben. Eine gewisse Erleichterung der praktischen Handhabe wird eine neu geschaffene Anlage zu den Arzneimittel-Richtlinien zu anerkannten Off-Label-Use-Indikationen solcher Arzneimittel bringen (Teil A), nachdem der Aufnahme ein positives Votum der Expertengruppe und eine Anerkennung dieses Off-Label-Use durch den pharmazeutischen Unternehmer als bestimmungsgemäßen Gebrauchs vorausgegangen ist.

Erstfassung	2007
Überarbeitung	Gültigkeit im Jahr 2008 bestätigt.
Beteiligte Fachgesellschaften, Arbeitsgemeinschaften und Organisationen	Deutsche Gesellschaft für Gynäkologie und Geburtshilfe • Arbeitsgemeinschaft Medizinrecht
Autoren	Bestätigt durch alle Mitglieder der AG Medizinrecht (s. S. 5)
Anmerkungen	S1-Leitlinie Publiziert in: FRAUENARZT 2007; 48: 280 ff.

DGGG Leitlinienregister 2008	4	Medizinrecht
	4.2	Allgemeine Gynäkologie und gynäkologische Onkologie
	4.2.1	Das nicht erkannte Mammakarzinom
AWMF Leitlinienregister	015/047 (S1)	

Deutsche Gesellschaft für Gynäkologie und Geburtshilfe (DGGG),
Arbeitsgemeinschaft Medizinrecht (AGMedR)

Das nicht erkannte Mammakarzinom

Inhaltsverzeichnis

1 Einleitung

Seit Jahren beobachten große Haftpflicht-Versicherungsgesellschaften, dass mittlerweile der Vorwurf der fehlerhaften Diagnostik von Mammakarzinomen bei Gynäkologen (außer Geburtshilfe) mit weitem Abstand an erster Stelle der Schadenersatzanmeldungen steht. Die Einzelanalyse der angemeldeten Fälle ergab für die früheren Jahre ein deutliches Überwiegen der „Schwächen" der Praxisorganisation, der Kommunikation mit anderen Fachgruppen, der Interpretation von Befunden gegenüber der so genannten klassischen „mammographischen Fehldiagnose", d.h. Fehlinterpretation der bildgebenden Diagnostik.

In der Rechtsprechung findet man im Wesentlichen folgende Fallgruppen:

- Es wird zunächst ein eher als gutartig einzustufender Befund festgestellt und eine kurzfristige Kontrolle empfohlen. Die Patientin erscheint jedoch nicht. Monate später stellt sie selbst einen Knoten in der Brust fest.
- Der Arzt erklärt, er habe deutliche Warnhinweise gegeben und eine engmaschige Kontrolle empfohlen. Die Patientin sagt später, er habe alles bagatellisiert.
- Die Patientin sagt, sie habe den Arzt immer wieder auf tastbare Knoten in ihrer Brust hingewiesen. Der Arzt erwidert, die Thematik sei nur einmal angesprochen und anschließend abgeklärt worden.
- Die durchgeführte Mammographie war unauffällig; dennoch wird neun Monate später ein pathologischer Befund erhoben.

Eine Gutachterkommission hat unter Auswertung von 157 Begutachtungsverfahren aus der Zeit ab 1991 mit dem Vorwurf verspäteter Diagnostik eines Mammakarzinoms 89 Behandlungsfehler festgestellt, wobei Sorgfaltsmängel folgende Gebiete betrafen:

- unzureichende Palpation der Brüste,
- Unterlassung indizierter Mammographien,
- Versäumnisse weiterer diagnostischer Maßnahmen bis hin zur Probeexzision zur Klärung der Dignität tastbarer Knoten,
- Mängel bei der Unterrichtung über die Notwendigkeit bzw. Dringlichkeit kurzfristiger Kontrollen.

Ursachen für den zunehmenden Anstieg der Schadensanmeldungen, insbesondere im Bereich der Diagnostik, können nur vermutet werden. Ein Grund mag darin bestehen, dass in den prinzipiell begrüßenswerten Publikationen in der Laienpresse gelegentlich überzogene Erwartungen geweckt werden. Auch renommierte Fachautoren vergessen beim Interview, von Fall zu Fall darauf hinzuweisen, dass es auch bei bester Diagnostik keine hundertprozentige Sicherheit gibt. Die Zahl der Fehlinterpretationen von Mammographieaufnahmen kann über Verbesserung der ärztlichen Befundung und technische Qualitätssicherung verringert werden. Programme hierzu werden für den Bereich der gesetzlichen Krankenkassen in Deutschland durch die Vertragspartner im Bundesmantelvertrag rechtsverbindlich. Ziel dieser Richtlinien ist es, eine hohe, standardisierte Qualität auf dem Boden der in Europa vereinbarten Qualitätsleitlinien für die Mammographie (European Guidelines for Quality Assurance in Mammography Screening) zu erreichen.

2 Das diagnostische Prüfraster im Spiegel der bisherigen Rechtsprechung

Bei der Analyse der bisherigen Rechtsprechung muss man sich vergegenwärtigen, dass viele insbesondere der älteren Judikate nur noch bedingt für heutige Einschätzungen tauglich sind. Das hängt zum einen damit zusammen, dass die apparatetechnische Entwicklung innerhalb der Mammadiagnostik sehr dynamisch verlaufen ist. Zum anderen ist der technische Einsatz der unterschiedlichen Apparate heute wesentlich differenzierter. Grundsätzlich muss bei einem tastbaren Knoten in der Brust so lange untersucht werden, bis der Krebsverdacht entweder bestätigt oder falsifiziert worden ist[1]. Ohne jeglichen Verdacht war der Arzt allerdings nicht verpflichtet, bei einer Frau eine Mammographie durchzuführen oder zu empfehlen[2]. Dies galt trotz zum Teil anders lautenden Empfehlungen der Fachgesellschaften bis in unsere Tage. Im Übrigen ist zu beachten, dass aus Gründen des Strahlenschutzes die Mammographie nach der RöV nur bei entsprechender Indikation durchgeführt werden darf. Neben der Indikation aufgrund von Risikofaktoren wie Texturauffälligkeiten, familiäre Vorbelastung, Alter, maligne Vorerkrankungen u. a. m. ist inzwischen anerkannt, dass auch die Diagnostik ohne solche Symptome in bestimmten Fällen, z. B. bei Karzinophobie, eine Indikation für die Mammographie sein kann[3]. Unabhängig davon ist die Mammographie als diagnostische Maßnahme im neu eingeführten Screening zulässig[4]. Der Arzt darf sich auf das Ergebnis der Mammographie verlassen, wenn keine davon abweichenden klinischen oder anamnestischen Hinweiszeichen verbleiben. Handelt es sich um einen mammographisch unklaren Befund, muss dies jedoch durch eine weiterführende Diagnostik (z.B. Sonographie) abgeklärt werden. Hilft auch dies nicht weiter, müssen invasive Untersuchungsverfahren (z.B. Stanzbiopsie) in Betracht gezogen werden[5]. Allerdings wäre es falsch, aus den vor-

---

1 OLG Hamm, Urt.v. 19. 3. 1997, AHRS 1942/112; hierzu P. Rumler-Detzel, Riskmanagement, Vorgaben durch Gesetz und Rechtsprechung, Gynäkologe 2004, 33, 34ff.

2 OLG Hamm, MedR 1994, 281.

3 Vgl. Der Radiologe 2000, M 79, M 118; 2003, M 56ff.

4 § 25 Abs, 1 RöV sieht die Möglichkeit eines Screenings zur Früherkennung unter strengen Voraussetzungen. Die oberste Landesgesundheitsbehörde muss derartige Vorhaben genehmigen.

5 OLG Düsseldorf, VersR 1988, 1297, 1298; OLG München, VersR 1995, 1499, 1500; OLG München, VersR 1998, 588, fehlerhafte Auswertung einer Mammographie durch Gynäkologen und Unterlassung einer Probeexzission; OLG Brandenburg, NJW-RR 1999, 967, zur Frage, ob und unter welchen Voraussetzungen im Anschluss an eine Mammographie, die gruppierte Mikrokalzifikationen aufzeigt, eine Nachbefundung durch Entnahme und Untersuchung einer Gewebeprobe gegeben ist.

liegenden Urteilen auf eine Tendenz der Rechtsprechung zur invasiven Diagnostik zu schließen. Weisen alle angewendeten nicht invasiven Diagnosemethoden auf eine gutartige Mastopathie hin und ergibt sich kein Verdacht auf ein Karzinom, kann eine Gewebeuntersuchung unterbleiben[6]. Dieser Grundsatz ist allerdings bei tastbaren Knoten zu relativieren (siehe oben).

3 Mitwirkung der Patientin

Eine sinnvolle Mitwirkung der Patientin setzt eine zutreffende Information durch den Arzt voraus. Hierzu gehört bei Eintreffen eines pathologischen oder verdächtigen Befundes bei der Wiedereinbestellung die Angabe des Zwecks des Arzttermins. Ist in absehbarer Zeit ohnehin ein Termin zur Vorsorge vereinbart, darf sich der Arzt nicht darauf verlassen, die Patientin werde diesen Termin schon wahrnehmen. Da die Patientin bislang noch im Unklaren ist, dass ein pathologischer Befund vorliegt, muss sie auf die geänderte Sachlage hingewiesen werden. Erscheint sie dann trotzdem nicht, ist sie je nach Dringlichkeit an einen Kontrolltermin zu erinnern. Vorsorglich sollte dies schriftlich geschehen. Handelt es sich um einen noch nicht gesicherten unklaren Befund, sollte die Wahrnehmung eines Kontrolltermins nicht in das Belieben der Patientin gestellt werden (wenn die Beschwerden nicht nachlassen ...). Vielmehr sind klare zeitliche Vorgaben für die ins Auge gefasste Kontrolle vorzuziehen[7]. Mitwirkung bedeutet aber auch Eigenverantwortung. Gerade in der Früherkennung des Mammakarzinoms ist es ein immer wieder anzutreffendes Verhaltensmuster, dass die Patientin diese Eigenverantwortung wieder an den betreuenden Arzt redelegieren will. Deshalb sollte ihr bei Vereinbarung des Kontrolltermins auch das Risiko verdeutlicht werden, das sie im Falle einer Verschleppung oder Nichtwahrnehmung dieses Termins selbst zu tragen hat.

4 Arbeitsteilung

In der Mehrheit der Fälle ist im Rahmen der Krebsfrüherkennungsdiagnostik, aber auch bei gezielter Abklärung verdächtiger Befunde, der Frauenarzt derjenige, welcher die Führung und Koordinierung der durchzuführenden Maßnahmen übernimmt. Verfügt der Frauenarzt selbst über die Gesamtheit der im Einzelfalle erforderlichen diagnostischen Möglichkeiten, gestaltet sich die Informationspflicht gegenüber der Patientin einfach. Wenn aber wie in den meisten Fällen die Kooperation mit Vertretern anderer Fachdisziplinen, insbesondere der Radiologie, erforderlich wird oder aber diejenige mit anderen Fachärzten für Frauenheilkunde, beispielsweise zur Durchführung einer qualifizierten

6 OLG Zweibrücken, VersR 1991, 427; OLG Jena, VersR 2000, 637
7 OLG Düsseldorf, VersR 2003, 1310ff.

Mammasonographie, besteht eine horizontale Arbeitsteilung mit mutuellen Pflichten sowohl in der Durchführung der zu treffenden Maßnahmen als auch der Information. Im Allgemeinen darf sich der primär die Patientin betreuende Frauenarzt auf die fachlich ordnungsgemäße Durchführung ergänzender diagnostischer Verfahren z. B. durch den Radiologen verlassen. Er muss keine eigene Überprüfung der erhobenen Befunde vornehmen. Der schriftliche Befund genügt. Dies gilt allerdings nicht hinsichtlich der Bewertung der Untersuchungsergebnisse und ggf. weiterer zu veranlassender diagnostischer Schritte. Hier ist es die Pflicht des patientenführenden Gynäkologen, in der konkreten Situation die auch grundsätzliche Wertigkeit der angewandten Verfahren zu beurteilen und gegebenenfalls trotz negativen oder unverdächtigen Mammographiebefundes z. B. bei tastbarem Tumor eine histologische Sicherung zu veranlassen. Die Auskunft durch den Radiologen, mammographisch ergäbe sich kein Hinweis auf das Vorliegen eines Malignoms, oder auch der Befundbericht, sonographisch könne kein Anhalt für einen bösartigen Befund der Brust gewonnen werden, stellt nicht etwa eine hinreichende Ausschlussdiagnostik insbesondere bei tastbaren Veränderungen der Brust dar. Des Weiteren kann der betreuende Frauenarzt nicht davon ausgehen, dass die Ergebnisse der veranlassten Untersuchungen von den jeweilig horizontal beteiligten ärztlichen Kollegen der Patientin direkt mitgeteilt worden sind. Vielmehr ist er gehalten, die Patientin über die aus den Untersuchungsergebnissen resultierenden Schlussfolgerungen zu informieren und dafür Sorge zu tragen, dass im Einzelfall die Fortsetzung der gebotenen Diagnostik erfolgt bzw. zumindest eine entsprechende Nachricht sicher und nachvollziehbar an die Patientin gelangt. Allein schon aus Gründen der drohenden Haftung bei nicht ausreichender Diagnostik oder unterlassener Kontrolluntersuchung empfiehlt sich dringend eine schriftliche und den Behandlungsunterlagen eindeutig zu entnehmende Benachrichtigung der Patientin. Inwieweit eine solche Information wiederholt zu ergehen hat, wenn die Patientin den empfohlenen Untersuchungstermin nicht wahrgenommen haben sollte, ist unter Zugrundelegung der einschlägigen Judikatur nicht sicher zu bestimmen. Auch hier kann nur empfohlen werden, dass zumindest eine entsprechende Erinnerung nach Verstreichen des vorgegebenen Zeitraumes erfolgt.

5 Dokumentation

Gerade im Fall des angeblich nicht oder zu spät erkannten Mammakarzinoms spielt die mangelhafte Dokumentation eine erhebliche Rolle. Die unterlassene oder nur lückenhaft vorgenommene Dokumentation stellt zwar keine eigene Anspruchsgrundlage für Schadensersatz- oder Schmerzensgeldansprüche dar, ein etwaiger Dokumentationsmangel kann jedoch zu Beweiserleichterungen für den Patienten bis hin zur Beweislastumkehr führen. Nicht nur aus therapeutischen und abrechnungstechnischen Aspekten, sondern auch aus forensischen Gründen ist dem Arzt daher dringend zur eigenen Absicherung zu empfehlen, dass z.B. auch

- die Anordnung von Kontrollterminen,
- die zeitliche Vorgabe für einen Kontrolltermin,
- die möglichen Konsequenzen, wenn die Patientin den Termin nicht oder verspätet wahrnimmt,
- die Notwendigkeit der Fortsetzung der gebotenen Diagnostik,
- Erinnerung der Patientin an Folgetermine,
- Stichpunkte zum Patientengespräch etc.

in den Patientenunterlagen dokumentiert werden.

6 Ausblick

6.1 Leitlinien bzw. Qualitätssicherungsprogramme in Erarbeitung

a) Das umfangreichste Programm stellt die S3-Leitlinie „Brustkrebs-Früherkennung in Deutschland“ dar (verabschiedet 2/2002 unter Mitarbeit von 23 medizinisch-wissenschaftlichen Fachgesellschaften, ärztlichen Berufsverbänden und nichtärztlichen Organisationen, publiziert 2003, Zuckschwerdt Verlag, München). Hintergrund für die Erarbeitung dieser S3-Leitlinien war die kritische Auseinandersetzung mit der aktuellen Situation.

- Es bestehen Versorgungsdefizite auf dem Sektor der Brustkrebs-Früherkennung in Deutschland.
- Gesundheitsziel ist die Etablierung eines qualitätsgesicherten, flächendeckenden und fachübergreifenden Brustkrebs-Früherkennungs- und Versorgungsprogramms.
- Hierzu gehört die Aufklärung der Frauen und eine qualitätsgesicherte Diagnosekette mit Nutzung aller aussagekräftigen, zur Verfügung stehenden Methoden, da die Beschränkung auf die reine Screening-Mammographie nicht die mögliche Effektivitäts- und Qualitätsverbesserung eines umfassenden Früherkennungsprogramms hinreichend nutzt .
- Hinsichtlich Nutzen und Risiken ist der informierten Selbstbestimmung der Frau eine besonders hohe Priorität beizumessen.
- Die sektorübergreifende Kooperation zwischen Klinik und Praxis ist unverzichtbar.
- In Hinblick auf Zeit, Nähe und Kosten der angestrebten Versorgungsverbesserung müssen die etablierten Versorgungsstrukturen genutzt werden.
- Basis jedes Konzeptes muss eine nach den Regularien der Arbeitsgemeinschaft für Wissenschaftliche Medizinische Fachgesellschaften (AWMF) und des ärztlichen Zentrums für Qualität in der Medizin (ÄZQ) hoch qualifizierte Stufe-3-Leitlinie sein.
- Eine Umsetzung dieser S3-Leitlinie wurde in den folgenden Bundesländern in die Planung genommen: Bayern, Sachsen, Brandenburg, Schleswig-Holstein.

b) Für die Sonographie der Brustdrüse beginnen auf Länder-KV-Ebene Stichprobenprüfungen gemäß Qualitätssicherungsrichtlinien, z.B. in Bayern seit 2004, wobei in der Regel alle zwei Jahre zehn Patienten-Dokumentationen angefordert werden zur Überprüfung der Bilddokumentation und der schriftlichen Dokumentation. Mängel können in extremen Fällen zum Widerruf der Genehmigung führen.

6.2 Rechtsverbindliche Bestimmungen für die Mammographie

a) 1.4.2002: Änderung der Vereinbarung zu Strahlendiagnostik und -therapie (§ 135 Abs. 2 SGB V)

Diese Bestimmung fordert für die vertragsärztliche Versorgung Maßnahmen zur Qualitätsverbesserung verbindlich ein, wie z.B.

1. Prüfung zur Erlangung der Abrechnungsgenehmigung und
2. kontrollierte Selbstüberprüfung (in Bayern an einer digitalen Befundungsstation) mit schwierigen 50 Patientenuntersuchungen und Vergleich mit Expertenbeurteilungen, Kontrolle der gesetzlich vorgeschriebenen technischen Konstanzprüfungen sowie Stichprobenprüfungen der ärztlichen Dokumentation durch die KV zur Beurteilung der Befundungs- und Bildqualität.

Bei Nichtbestehen im Wiederholungsfall wird die Zulassung entzogen (Deutsches Ärzteblatt 2002; 99: 886-890).

b) 18.6.2002: Neue Deutsche Röntgenverordnung (rechtsverbindlich für alle Röntgeneinrichtungen)

Wesentlich § 16: Technische Qualitätssicherung neue Abnahmeprüfung der Mammographieeinrichtungen, Umsetzung der DIN 6868-7 zur technischen Konstanzprüfung zu Beginn 2005, äquivalent zu den Vorgaben des europäischen Protokolls.

c) 15.12.2003: Änderung der „Krebsfrüherkennungs-Richtlinien" des Bundesausschusses der Ärzte und Krankenkassen (Beilage zum Deutschen Ärzteblatt, Heft 4, 23.1.2004)

Diese Änderung ist die Grundlage für die Einführung eines bundesweiten Mammographie-Screeningprogramms für Frauen zwischen 50 und 69 Jahren nach den europäischen Leitlinien, nachdem zuvor drei Mammographie-Screening-Modellprojekte etabliert waren und das Bayerische Mammographie-Screeningprogramm im Sommer 2003 begonnen hat.

Dic Vorbereitung und Kontroll-Anforderungen sowie der zeitliche Aufwand für Ärzte und MRTAs gehen deutlich über die Bestimmungen für die so genannte kurative Mammographie hinaus (s.o. 2a), z.B.:

- obligate Doppelbefundung,
- Einführung einer Mindestzahl von Untersuchungen für jeden Arzt,
- Befundung der Screeningmammographieaufnahmen von mindestens 3000 Frauen innerhalb von zwölf Monaten nach Aufnahme der Tätigkeit im Rahmen des Früherkennungsprogrammes unter Supervision,
- anschließend Aufnahmen von 5000 Frauen pro Jahr.

Anmerkungen für den Gutachter

Kausalität und Schaden aus gutachterlicher Sicht

Regelmäßig geht es bei Schadensersatzprozessen wegen eines nicht rechtzeitig entdeckten Mammakarzinoms um die Frage, ob bei früherer Entdeckung ein weniger belastendes Verfahren ausreichend gewesen oder die Lebenserwartung der Patientin höher oder die Lebensqualität besser gewesen wäre. Die Beweislast hierfür betrifft prinzipiell die Anspruchstellerin. Geht es jedoch um eine unterbliebene Befunderhebung, kann nach der neueren Rechtsprechung des Bundesgerichtshofes eine Beweislastumkehr vorgenommen werden. Die Annahme eines groben Behandlungsfehlers ist in diesem Bereich allerdings selten. Auch die Frage der Kausalität ist nicht immer einfach zu klären. Bleibt ein Karzinom zum Beispiel aufgrund eines Behandlungsfehlers acht Monate unbehandelt, muss die Patientin nachweisen, dass infolge des verzögerten Eingriffes ein zusätzlicher Gesundheitsschaden eingetreten ist. Jedoch kann die erhöhte Krebsangst als immaterieller Schaden gewertet werden. In den Fällen, in denen aufgrund eines Fehlers in der gebotenen Diagnostik eine Verzögerung der Therapie als Versäumnis des verantwortlichen Arztes anzusehen ist, muss durch den gerichtlichen Sachverständigen entschieden werden, mit welcher Wahrscheinlichkeit z. B. eine brusterhaltende Therapie oder der Verzicht auf eine Chemotherapie bei rechtzeitiger Diagnosestellung möglich gewesen wären. Gleichermaßen wird es darauf ankommen, im Einzelfalle den Grad der Prognoseverschlechterung durch Verzögerung der jeweiligen Therapie zu bestimmen. Gerade diese Aufgaben dürften dem gerichtlichen Sachverständigen im Allgemeinen schwer fallen, zumal es sich gerade beim Mammakarzinom um eine Erkrankung handelt, die sich unterschiedlich schnell entwickeln kann, und nur in seltenen Fällen erkennbare diskontinuierlich rasche Entwicklungen stattfinden, wie z.B. eine inflammatorische Ausbreitung. Grundsätzlich wird davon auszugehen sein, dass die Erkrankung mit zunehmendem Bestand fortschreitet und damit grundsätzlich die Frage nach Befundverschlechterung und damit auch Verschlechterung der Prognose zu bejahen ist. Welche Zeiträume allerdings quantitativ als relevant angesehen werden können und ob ggf. quantitative Progressionen qualitative Änderungen der gebotenen therapeutischen Maßnahmen mit sich bringen, wird sich im Einzelfalle auch unter Hinzuziehung der biologischen Tumorparameter nur selten beantworten lassen. Im Allgemeinen wird es hier darauf ankommen, die Schwere des ärztlichen Versäumnisses und damit das Ausmaß des Behandlungsfehlers in die juristische Urteilsbildung einfließen zu lassen, zumal Sachverständige große Schwierigkeiten haben, über die grundsätzliche Feststellung der Befundverschlechterung mit fortschreitender Zeit hinaus auch nur annähernd verlässlich etwa in Prozentzahlen anzugeben, wie sich diese im konkreten Falle darstellt. Beim so genannten groben Behandlungsfehler ist davon auszugehen, dass allein die grundsätzliche Möglichkeit einer günstigeren Therapie und besseren Prognose im Falle früheren Behandlungsbeginnes ausreicht, dem beklagten Arzt eine entsprechende haftungsrechtliche Verantwortung zuzuordnen.

Die Aufgabe des ärztlichen Gutachters

Eine entscheidende Aufgabe bei der Beurteilung möglicher Fehldiagnostik bzw. Fehlbehandlung hat der sachverständige ärztliche Gutachter. Folgenden Fragen muss er besondere Aufmerksamkeit widmen:

1. Der **zeitorientierte Facharztstandard** ist den diagnostischen Anforderungen und der Bewertung aller dokumentierten Angaben über relevante anamnestische, klinische, apparative und laborchemische Befunde und daraus gezogene Schlussfolgerungen, Handlungen und Maßnahmen zugrunde zu legen. Der Maßstab wird unter Berücksichtigung der gewachsenen Anforderungen an Aufklärung der Patientin und Dokumentationsaufgaben im Zeitalter der Existenz von gesetzlich reglementierter Vorsorgeuntersuchung zum Mammakarzinom, einer wachsenden Zahl von Brustkrebszentren, einer S3-Leitlinie und zahlreicher regelmäßig erfolgter Fachinformationen hierzu ein anderer sein als beispielsweise noch vor zehn Jahren. Ein Erfordernis bleibt für den Gutachter, die Beurteilung stets **ex ante** und **nicht ex post** vorzunehmen.

2. Das Ziel eines jeden Gynäkologen muss aus seinen Unterlagen und Entscheidungen erkennbar sein, ein Mammakarzinom und seine behandlungsbedürftigen Vorstufen auch unter Berücksichtigung evtl. genetischer Ursachen so früh wie möglich zu diagnostizieren oder auszuschließen. Hierzu steht ihm eine Vielzahl von Untersuchungsverfahren zur Verfügung, die in der Regel ein interdisziplinäres Management erfordern und eine zeitgerechte Abklärung ermöglichen. Gleiches gilt für die Begutachtung der angewandten Therapiemaßnahmen in ihren einzelnen Schritten der Primär- wie der Rezidiv- bzw. Palliativtherapie in operativer, medikamentöser und strah-

lentherapeutischer Hinsicht. Für den Gutachter ist unverändert der **Facharztstandard** für die Beurteilung maßgeblich unter Beachtung der zugestandenen Methodenfreiheit der durchgeführten oder unterlassenen Leistungen eines niedergelassenen Facharztes und nicht das Spezialwissen eines ausgewiesenen Experten[8].

3. Schwierigkeiten ergeben sich für den Gutachter oft bei der **Einschätzung des Zusammenhangs von Fehler und eingetretenem Schaden** unter den Vorwürfen von Sorgfaltspflichtverletzungen, besonders den vermeintlich oder auch tatsächlich ärztlich verursachten Zeitversäumnissen in den diagnostischen und therapeutischen Abläufen. Bei Unkenntnis der individuellen Tumorverdopplungszeit kann bei einer in der Literatur angegebenen Schwankungsbreite von 44 Tagen bis zu fünf Jahren die Konkretisierung der zeitlichen Abläufe kaum gelingen. Damit verbunden werden in der Regel Fragen nach einer verursachten Prognoseverschlechterung durch einen möglicherweise verzögerten oder in der Radikalität veränderten operativen Eingriff. Im Hinblick auf die Beurteilung der weiteren diagnostischen und therapeutischen Schritte in den verschiedenen Phasen einer Mammakarzinom-Behandlung werden vom Gutachter umfangreiche Spezialkenntnisse erwartet, bei denen der Zeitbezug und die zu differenzierenden Umstände stets zu berücksichtigen sind.

---

8 OLG Hamm, Urt. v. 31.8.2005 – 3 U 277/04.

Erstfassung	2006
Überarbeitung	Gültigkeit im Jahr 2008 bestätigt.
Beteiligte Fachgesellschaften, Arbeitsgemeinschaften und Organisationen	Deutsche Gesellschaft für Gynäkologie und Geburtshilfe • Arbeitsgemeinschaft Medizinrecht Berufsverband Deutscher Radiologen (BDR)
Autoren	Bestätigt durch alle Mitglieder der AG Medizinrecht (s. S. 5) Für den BDR: Dr. med. H. Altland, München, RA U. H. Cramer, München
Anmerkungen	S1-Leitlinie Publiziert in: FRAUENARZT 2006; 47: 555–559

DGGG Leitlinienregister 2008	4	Medizinrecht
	4.2	Allgemeine Gynäkologie und gynäkologische Onkologie
	4.2.2	Operationsbedingte Verletzungen des Ureters in der Gynäkologie und Geburtshilfe
AWMF Leitlinienregister	015/061 (S1)	

Deutsche Gesellschaft für Gynäkologie und Geburtshilfe (DGGG),
Arbeitsgemeinschaft Medizinrecht (AGMedR)

Operationsbedingte Verletzungen des Ureters in der Gynäkologie und Geburtshilfe

Inhaltsverzeichnis

1 Grundsätzliches zur Begutachtung

Erfahrungsgemäß ist die Abgrenzung von fehlerbedingten zu nicht fehlerbedingten Ureterschäden häufig problematisch. Konträre Auffassungen der Gutachter werden bei Arzthaftungsprozessen und in den Landesärztekammer-Gutachterstellen häufig beobachtet.

Ureterverletzungen treten bei abdominellen Hysterektomien in knapp 1%, bei vaginalen Hysterektomien in unter 0,5% und bei Radikaloperationen in etwa 3% auf. Auch Ureterverletzungen im Rahmen einer Sectio sind beschrieben. Ihre Folgen sind Obstruktion, Verschluss mit Harnstau bis zum Verlust der Niere oder Fistelbildung zwischen Ureter und Vagina (selten zwischen Ureter und Uterus).

Die Verletzungen entstehen in der Regel dort, wo der Ureter in der Nähe des Operationsgebietes, insbesondere in der Nähe der abzusetzenden Strukturen verläuft: am Ligamentum infundibulopelvicum, in Höhe der Cervix uteri im Bereich der Unterkreuzung der A. uterina und vor Eintritt in die Harnblase. Sie sind die Folge

- einer direkten artifiziellen Wandschädigung durch partielle Verletzung oder komplette Durchtrennung,
- eines Miterfassens der Ureterwand bei Nähten und Ligaturen,
- einer Obstruktion z. B. durch Hämatome,
- einer postoperativen narbigen Verziehung des Ureterverlaufs,
- einer Störung der Gefäßversorgung der Ureterwand (präparations- und häufig thermisch verursacht).

Wenn eine Ureterverletzung aufgetreten ist, kann ein Behandlungsfehler als Ursache nicht mit der alleinigen Begründung ausgeschlossen werden, eine derartige Komplikation sei eingriffsimmanent. Umgekehrt kann eine solche Verletzung auch nicht automatisch auf einen Behandlungsfehler zurückgeführt werden. Wenn zum Beispiel bei erschwerten Operationsbedingungen eine Ureterverletzung eingetreten ist, muss dies nicht fehlerhaft sein. Die Verletzung ist dann nicht als fehlerhaft zu bewerten, wenn aus dem Operationsbericht ersichtlich ist, dass sich der Operateur der Gefährdung des Ureters bewusst war und alles getan hat, um eine Schädigung zu vermeiden, rechtzeitig zu erkennen oder primär zu korrigieren.

Es kommt also immer auf die aktuell gegebene Situation an, die zu beurteilen ist nach

- Ort der Verletzung,
- Vorhandensein erschwerender anatomischer Verhältnisse,
- Art und Weise des operativen Vorgehens (z. B. der angewandten Operationstechnik).

Die Prüfung des Einzelfalls muss immer auch berücksichtigen, welcher Befund z.B. bei der Revisionsoperation gefunden wurde (z.B. vollständige Ligatur, Nekrosefistel oder nur Knickung durch Verziehung des Ureters).

Auf einen Behandlungsfehler ist zu erkennen, wenn konkrete Anhaltspunkte dafür gegeben sind, dass eine Missachtung anerkannter operativer Regeln vorliegt.

- Wenn bei unkomplizierter Situation eine Harnleiterverletzung aufgetreten ist, muss anhand des Operationsberichtes geprüft werden, ob alles getan wurde, um den Ureter zu schonen.
- Wenn bei schwierigen anatomischen Verhältnissen eine Ureterverletzung möglich erscheint, muss der Operateur dokumentieren, dass er sich bemüht hat, eine Verletzung des Ureters zu erkennen oder auszuschließen (Beobachtung der Peristaltik, evtl. intravenöse Farbstoffgabe etc.).
- Wird eine Beschädigung des Ureters intraoperativ nicht erkannt, besteht jedoch postoperativ ein hinreichender Verdacht auf eine Beschädigung des Ureters, ist diese zwar nicht zwingend fehlerhaft; jedoch muss der für die postoperative Betreuung zuständige Arzt durch eigene oder konsiliarärztliche Kontrolluntersuchungen dafür Sorge tragen, dass ein möglicher Defekt mit den zur Verfügung stehenden Mitteln möglichst frühzeitig entdeckt wird. Wie die Praxis zeigt, gelingt aber auch dies nicht immer.

2 Indikationsstellung

Die Indikation zum operativen Eingriff ist in jedem Fall sorgfältig zu stellen. Sie ist gut zu dokumentieren und der geplante Operationsweg (Laparoskopie, offener abdominaler oder vaginaler Zugang) gut zu begründen.

3 Verfahrenswahl

Bei erschwerten anatomischen Bedingungen ist große operative Erfahrung im Bereich der laparoskopischen bzw. vaginalen Techniken notwendig, um zu vermeiden, dass durch einen solchen Zugangsweg das Eintreten von Komplikationen erleichtert wird bzw. diese nicht rechtzeitig erkannt werden.

Die Indikationsstellung zu einer vaginalen Hysterektomie bei zu erwartenden erheblichen anatomischen Schwierigkeiten ist mit einem erhöhten Risiko für den Ureter verbunden und kann als fehlerhaft angesehen werden. Eine Verletzung des Ureters kann in solchen Fällen als vermeidbar zu beurteilen sein. Die Wahl des Zugangswegs (abdominal, vaginal, endoskopisch) sollte bei der Indikationsstellung bzw. im Operationsbericht begründet werden, insbesondere dann, wenn mit anatomischen Schwierigkeiten/Besonderheiten zu rechnen ist und der Ureter dadurch einem erhöhtem Verletzungsrisiko ausgesetzt wird.

4 Aufklärung

Bedeutet die Wahl des Operationsweges ein besonderes Verletzungsrisiko für den Ureter, muss dies der Patientin bei der Aufklärung verdeutlicht und dies dokumentiert werden. Sind die Risiken für eine Ureterverletzung bei dem vorgeschlagenen Operationsweg höher als bei einem anderen, ist dieses höhere Risiko Gegenstand der Aufklärung und muss sorgfältig dokumentiert werden.

Unabhängig von der Seltenheit einer Ureterverletzung, z. B. bei der einfachen vaginalen Hysterektomie, ist über diese Komplikationsmöglichkeit aufzuklären. Je „weicher" die Indikation zur Operation ist, desto sorgfältiger ist – wie bei allen Operationen aus nicht zwingenden medizinischen Gründen – über Komplikationsmöglichkeiten aufzuklären.

Die Aufklärung sollte unbedingt im Sinne einer Stufenaufklärung und mit Hilfe der handelsüblichen Aufklärungsvordrucke durchgeführt werden. Selbst gefertigte Aufklärungsformulare sind im Allgemeinen angreifbar und sollten keine Verwendung finden.

Die handschriftliche Unterzeichnung des Aufklärungsprotokolls ist wünschenswert und anzustreben und aus Beweisgründen zu empfehlen, aber nicht zwingend erforderlich, wenn die erfolgte und ausreichende Aufklärung auch auf andere Weise zu belegen ist. Verweigert die Patientin die Unterschrift, sollte man eine/n Zeugen/in hinzuziehen und die erfolgte Aufklärung und Unterschriftsverweigerung bestätigen lassen.

Unabdingbar ist allerdings eine Dokumentation darüber, dass eine mündliche Aufklärung stattgefunden hat und von der Patientin erkennbar verstanden wurde. Es ist daher zwar nicht zwingend notwendig, aber außerordentlich sinnvoll, einzelne mit der Patientin diskutierte Fragen durch Unterstreichung oder schriftliche Notizen hervorzuheben, um darzulegen, dass mit der Patientin über alle im Vordruck erwähnten Gefahren gesprochen wurde. Empfehlenswert ist es auch, darauf hinzuweisen, dass nicht alle Verletzungen von Nachbarorganen noch während der Operation erkannt werden können (z.B. eine thermisch oder durch Nahteinwirkung bedingte Nekrose).

5 Präoperative Diagnostik/Ortung/Schienung des Ureters

Eine präoperative Abklärung der harnableitenden Wege mittels Sonographie des Nierenbeckenkelchsystems ist in den Fällen empfehlenswert, in denen mit einer Beteiligung des harnableitenden Systems durch die Grunderkrankung oder bei der Operation gerechnet werden muss; sie ist jedoch nicht grundsätzliche Pflicht. Im Übrigen ist ein Vergleich präoperativer Befunde mit postoperativen bei der Erkennung eventueller Komplikationen hilfreich.

Liegt keine Stauungssymptomatik vor, ist eine weitergehende Diagnostik nicht erforderlich. Der Nachweis eines Staus verlangt jedoch nach einer weiteren Abklärung.

Eine Darstellung des Ureterverlaufs ist erforderlich, wenn bei Fehlbildungen im Genitalbereich auch mit solchen der harnableitenden Wege zu rechnen ist.

Präoperative Maßnahmen zur Ortung oder Sicherung des Ureters (Ausscheidungsurogramm, Ureterschienung) sind grundsätzlich nicht erforderlich. Diese Maßnahmen können im Einzelfall jedoch, z. B. bei bereits vorliegenden oder zu erwartenden urologischen Komplikationen, indiziert sein.

Bei folgenden Situationen sind bei gynäkologischen oder auch geburtshilflichen Operationen die Harnleiter besonders gefährdet:

a. ausgedehnte Endometriose,
b. entzündliche Adnextumoren,
c. ausgedehnte Adhäsionen im kleinen Becken,
d. intraligamentäre Tumoren,
e. zervikale Myome,
f. parazervikale und paravaginale Zysten,
g. große, mit der Beckenwand verbackene maligne oder benigne Ovarialtumoren,
h. Doppelmissbildungen des Uterus,
i. Zervixkarzinome,
j. geplante pelvine, periaortocavale Lymphonodektomie,
k. Status nach mehrmaliger Sectio; Plazenta-Insertion im Zervixbereich, besonders bei Placenta increta; Nothysterektomie nach Spontangeburt oder Sectio.

Keine dieser Diagnosen erfordert per se zwingend eine präoperative Darstellung der Ureteren; entscheidend für die Notwendigkeit der Anwendung bildgebender Verfahren zur Beurteilung des Ureterverlaufs ist das Ausmaß der zu erwartenden anatomischen Besonderheiten.

6 Intraoperative Darstellung der Ureteren und der Harnblase

Bei einfachen abdominalen Hysterektomien ist die routinemäßige Ureteridentifikation nicht erforderlich. Die routinemäßige Ureter-Präparation ohne Indikation ist, da mit Komplikationen behaftet, nicht notwendig. Eine orientierende Verlaufskontrolle der Ureteren am hinteren Blatt des Ligamentum latum und des Ureterverlaufs in Bezug auf die geplanten Absetzungsregionen sowie die Beobachtung der Ureterperistaltik und eines eventuellen Aufstaus können sehr wichtig sein.

Bei den oben aufgeführten Diagnosen ist der Operateur dagegen verpflichtet, den Ureterverlauf so genau wie möglich darzustellen, transperitoneal zu sichten bzw. unter besonderen Umständen sogar bis zum Eintritt in die Blase freizupräparieren. Allerdings können unübersichtliche und besonders ungünstige anatomische Gegebenheiten diesen Akt als so gefährlich erscheinen lassen, dass von einer Präparation Abstand genommen werden kann. Diese Situation sollte sorgfältig dokumentiert werden.

Beim Absetzen der Ligamenta infundibulopelvica kann der Ureter ohne Ausweitung der Operation vor dem Absetzen der Band- und Gefäßstrukturen dargestellt werden. Eine Ureterverletzung in dieser Phase ist in der Regel vermeidbar und muss als fehlerhaft angesehen werden.

Bei der vaginalen Hysterektomie verlaufen die Harnleiter nicht sichtbar, jedoch unmittelbar neben dem Operationsgebiet, wobei es durch Zug am Präparat zur Kniebildung des Ureters kommen kann. Eine direkte Darstellung ist nicht einfach, würde den Eingriff unnötig erweitern und zusätzliche Komplikationsquellen schaffen.

7 Postoperative Kontrolle des Ureters

Die postoperative ultrasonographische Beurteilung der harnableitenden Wege ist nach unauffälligem Verlauf von Operation und postoperativer Phase nicht generell erforderlich.

Postoperative Abweichungen vom normalen Heilverlauf (hohes Fieber, Flankenschmerz, uncharakteristische Bauchschmerzen, Subileuserscheinungen) müssen rechtzeitig an die Möglichkeit einer Harnleiterverletzung denken lassen. Bei gestörtem postoperativem Verlauf ist eine Diagnostik der ableitenden Harnwege durch Ultrasonographie und/oder Ausscheidungsurogramm erforderlich. Die rechtzeitige Diagnostik ist in der Regel die Voraussetzung für eine rasche und erfolgreiche Neuimplantation des Ureters! Die verspätete Erkennung führt dagegen oft zu mehrzeitigen und komplizierteren Eingriffen.

8 Dokumentation

Es ist – da zur Routine gehörend und deshalb bei komplikationsloser Operation nicht dokumentationspflichtig – grundsätzlich davon auszugehen, dass bei Abschluss der Operation vor dem Wundverschluss eine sorgfältige Überprüfung des Operationsgebietes stattgefunden hat (Blutung, Organverletzung, Fremdmaterial usw.).

Der Operationsbericht muss so detailliert abgefasst sein, dass ein Sachkundiger in der Lage ist, den Operationsverlauf nachzuvollziehen. Dieser Nachvollziehbarkeit dient es, wenn genau beschrieben wird, welche Strukturen mit welchen Klemmen gefasst, durchtrennt, umstochen, unterbunden bzw. bipolar oder monopolar koaguliert wurden. Dies gilt in besonderem Maße für die Operationsschritte in der Nähe des Ureters.

9 Literatur

1. *Operationsbedingte Verletzungen des Ureters. Konsensusgespräch von Vertretern der Gutachtenstellen der deutschen Landesärztekammern am 23.10.2003. www.aekno.de*

2. *Schwenzer T, Beck L. Forensische Aspekte von Blasen- und Harnleiterverletzungen bei gynäkologischen Standardoperationen. Geburtshilfe und Frauenheilkunde 1992; 52: 632–637*

3. *Schwenzer T, Beck L. Forensische Aspekte von Blasen- und Harnleiterverletzungen bei gynäkologischen Standardoperationen. Frauenarzt 1993; 52: 63–67*

Erstfassung	2007
Überarbeitung	2008
Beteiligte Fachgesellschaften, Arbeitsgemeinschaften und Organisationen	Deutsche Gesellschaft für Gynäkologie und Geburtshilfe • Arbeitsgemeinschaft Medizinrecht
Autoren	Überarbeitung bestätigt durch alle Mitglieder der AG Medizinrecht (s. S. 5)
Anmerkungen	S1-Leitlinie

DGGG Leitlinienregister 2008	4	Medizinrecht
	4.3	Gynäkologische Endokrinologie und Fortpflanzungsmedizin
	4.3.1	Zur Ausübung des Rechts, die Mitwirkung an einem Schwangerschaftsabbruch zu verweigern (§ 12 SchKG)
AWMF Leitlinienregister	015/034 (S1)	

Deutsche Gesellschaft für Gynäkologie und Geburtshilfe (DGGG),
Arbeitsgemeinschaft Medizinrecht (AGMedR)

Zur Ausübung des Rechts, die Mitwirkung an einem Schwangerschaftsabbruch zu verweigern (§ 12 SchKG)

Inhaltsverzeichnis

1 Die gesetzliche Grundlage

Das Gesetz bestimmt:

1. Niemand ist verpflichtet, an einem Schwangerschaftsabbruch mitzuwirken.
2. Absatz 1 gilt nicht, wenn die Mitwirkung notwendig ist, um von der Frau eine anders nicht abwendbare Gefahr des Todes oder einer schweren Gesundheitsschädigung abzuwenden.

Diese Vorschrift, die zunächst in Art. 2 des Fünften Gesetzes zur Reform des Strafrechts vom 18.6.1974 enthalten war, ist im Zuge der letzten Reform des Abtreibungsrechts durch das Schwangeren- und Familienhilfegesetz mit unverändertem Wortlaut als § 12 des Schwangerschaftskonfliktgesetzes vom 27.7.1992 (SchKG) aufrechterhalten worden.

Ergänzend bestimmt § 14 der Musterberufsordnung für die deutschen Ärztinnen und Ärzte (MBO-Ä 1997), der nach Übernahme in die Berufsordnungen der Ärztekammern in den Ländern als Satzungsrecht verbindlich ist:

1. Der Arzt ist grundsätzlich verpflichtet, das ungeborene Leben zu erhalten. Der Schwangerschaftsabbruch unterliegt den gesetzlichen Bestimmungen. Der Arzt kann nicht gezwungen werden, einen Schwangerschaftsabbruch vorzunehmen oder ihn zu unterlassen.
2. Obwohl das Weigerungsrecht hiernach seit mehr als 25 Jahren besteht, hat es im Kontext mit anderen Vorschriften der letzten Reform an praktischer Bedeutung zugenommen, aber auch neue rechtliche Zweifel aufgeworfen.

2 Die praktische Bedeutung des Weigerungsrechts

Das geltende Recht unterscheidet drei Fälle, in denen ein Schwangerschaftsabbruch (SSA) nicht nach § 218 StGB zu bestrafen ist.

2.1 SSA nach Beratungskonzept (§ 218a Abs. 1 StGB)

Dieser SSA setzt voraus, dass ihm eine Beratung der Schwangeren vorausgegangen ist, er nach einer dreitägigen Überlegungsfrist von einem Arzt vorgenommen wird und seit der Empfängnis nicht mehr als zwölf Wochen vergangen sind. Das Beratungsmodell ist an die Stelle der früheren sozialen oder Notlagenindikation getreten. Aufgrund einer vom Bundesverfassungsgericht erzwungenen Korrektur des ursprünglichen Reformgesetzes ist dieser SSA nicht als rechtmäßig, wohl aber als nicht tatbestandsmäßig und damit als straflos zu behandeln. Für die Ausübung des Weigerungsrechts dürfte dadurch keine nennenswerte Änderung eingetreten sein. Der SSA im Frühstadium ist in der Regel technisch relativ leicht und mit geringem Risiko für die Schwangere durchzuführen. Der Zeitpunkt des Eingriffs und der daran beteiligte Personenkreis lassen sich meist so rechtzeitig bestimmen, dass auch bei Ausübung des Weigerungsrechts keine besonderen personellen oder organisatorischen Probleme auftreten.

2.2 SSA aus medizinisch-sozialer Indikation (§ 218a Abs. 2 StGB)

Anders verhält es sich bei diesem SSA, der schon nach bisherigem Recht noch im Spätstadium der Schwangerschaft zulässig war. Jedoch gab es neben dem SSA aus (enger) medizinischer Indikation noch kraft besonderer Regelung den SSA aus so genannter embryopathischer oder eugenischer Indikation, jedoch nur bis zum Ende der 22. Woche p. c. Seitdem die letzte Reform diese Sonderregelung aufgehoben und als Unterfall in die so genannte medizinische (besser: medizinisch-soziale) Indikation eingegliedert hat, ist die zeitliche Grenze, aber auch die früher zwingend vorgeschriebene Beratung der Schwangeren entfallen. Damit sind zwei sehr ungleiche Fälle in einer Vorschrift zusammengefasst: Neben den SSA aus der (engen) medizinischen Indikation, bei der zur Bewahrung der Mutter vor ernstlichen Gefahren die Tötung der Leibesfrucht nicht das Ziel, sondern allenfalls eine als Ultima Ratio in Kauf genommene Folge ist, ist der SSA getreten, der bewusst auf die Tötung der Leibesfrucht abzielt, um der Mutter die für unzumutbar gehaltene Belastung mit einem behinderten Kind zu ersparen. Beide Fälle werden vom Gesetz als nicht rechtswidriger SSA behandelt.

Aus dieser Neufassung können sich, wie die Praxis bereits zeigt, vermehrte Weigerungsgründe ergeben. Auch Personen, die nicht generell den SSA ablehnen, können beispielsweise ihre Mitwirkung hieran verweigern, weil

- bereits ein Spätstadium der Schwangerschaft erreicht ist,
- der Fetus bereits schmerzempfindlich ist,
- mit einem bereits extrauterin lebensfähigen Kind zu rechnen ist,
- zur Vermeidung der sich daraus ergebenden Konfliktsituation (der Tötungsauftrag der Mutter schlägt in eine Lebenserhaltungspflicht des Arztes um) nur ein Fetozid in Betracht kommt,
- die diagnostizierte voraussichtliche Behinderung nicht schwer genug erscheint, um den SSA zu rechtfertigen,
- die Frage der intra- oder extrauterinen Therapierbarkeit der Behinderung nicht geklärt ist,
- eine medizinische und soziale Beratung der Schwangeren nicht stattgefunden hat,
- die Frage der Zumutbarkeit nicht von einer objektiven Stelle geprüft ist.

Je später der SSA vollzogen wird, desto größer ist der hiermit verbundene Aufwand, aber oft auch das Risiko für die Schwangere. Die Schwangerschaft lässt sich nicht mehr mittels instrumenteller Kürettage oder Saugkürettage abbrechen. Vielmehr ist, falls nicht der Fetozid gewählt wird, der Abort medikamentös zu induzieren. Dabei kann neben der Einlage von Prostaglandinzäpfchen oder der intravenösen Gabe von Prostaglandinen, die zum Abort führen sollen, eine Reihe von Zusatzverrichtungen (Analgesie, Infusionstherapie, Untersuchung zur Feststellung des Muttermundes, Kürettage nach Abgang der Leibesfrucht) notwendig werden. Das sind Maßnahmen, die sich über Stunden, möglicherweise sogar Tage hinziehen können, sich in der Regel nur noch stationär durchführen lassen und mit denen meist ein größerer Personenkreis befasst ist. Die Ausübung des Weigerungsrechts kann hier erhebliche organisatorische und personelle Probleme aufwerfen.

2.3 SSA aus kriminologischer Indikation (§ 218a Abs. 3 StGB)

Für diesen Fall des SSA hat die Reform keine Änderung gebracht. Seitdem durch eine Neufassung von § 177 StGB auch die Vergewaltigung innerhalb der Ehe strafbar ist, kann sich der SSA auch auf eine dabei gezeugte Leibesfrucht beziehen. Da der SSA aus kriminologischer Indikation ebenfalls nur bis zur zwölften Schwangerschaftswoche zulässig ist, gilt hier das zu 2.1 Gesagte entsprechend.

3 Der Umfang des Weigerungsrechts

Der Wortlaut des Gesetzes („Niemand ist verpflichtet ...“) zeigt, dass sich das Weigerungsrecht nicht auf den Arzt beschränkt, der den Eingriff vornimmt. Es gilt auch für alle sonstigen Personen, die in irgendeiner Form hieran mitwirken. Auf Seiten des ärztlichen Personals ist dabei insbesondere an den Anästhesisten, den Operationsassistenten, aber auch an den Arzt zu denken, der in den Fällen des § 218a Abs. 2 und 3 StGB die Feststellung zu treffen hat, ob die Voraussetzungen für einen SSA vorliegen, aber diesen nicht selbst durchführen darf. Weigerungsberechtigt sind ferner alle Hilfs- und Pflegekräfte, insbesondere also die Operationsschwester oder der Narkosepfleger, die unmittelbar zur Mitwirkung berufen sind, nicht jedoch der Klimatechniker des Krankenhauses oder das Verwaltungspersonal, das lediglich mit dem Kassen- und Rechnungswesen befasst ist.

Zeitlich erstreckt sich das Weigerungsrecht im Vorstadium nicht auf Untersuchungshandlungen, die vor der Entscheidung der Schwangeren zum SSA liegen, also z. B. nicht auf den Schwangerschaftstest oder Maßnahmen der pränatalen Diagnostik. Dass der niedergelassene Arzt von solchen Maßnahmen nach Beratung der Schwangeren absehen kann, folgt nicht aus § 12 SchKG, sondern allgemeinen Grundsätzen der Vertragsfreiheit. Sobald die Entscheidung zum SSA gefallen ist, umfasst das Weigerungsrecht nicht nur die eigentliche Maßnahme zum Abbruch, sondern auch notwendig vorangehende Untersuchungshandlungen, z. B. in Bezug auf Narkose- und Operationsfähigkeit.

Nach Vollzug des SSA dürfen Maßnahmen der reinen Nachsorge nicht verweigert werden; es darf z. B. die Nachtschwester nicht die anschließende Pflege und Betreuung der Patientin ablehnen. Insoweit greifen wieder die allgemeinen ärztlichen und pflegerischen Hilfspflichten ein, die grundsätzlich nicht davon abhängen, wodurch die Hilfsbedürftigkeit ausgelöst worden ist.

Da das Gesetz das Weigerungsrecht nicht nur für den bloß straflosen, sondern auch den nicht rechtswidrigen SSA einräumt, folgt daraus, dass die Schwangere selbst in diesen Fällen keinen Anspruch auf SSA durch einen bestimmten Arzt oder in einem bestimmten Krankenhaus hat. Auch § 24b SGB V gibt ihr als Kassenpatientin in diesen Fällen nur einen Anspruch auf Kostenerstattung, nicht aber auf die Durchführung des SSA.

4 Ausnahme vom Weigerungsrecht

Nach § 12 Abs. 2 SchKG gilt das Weigerungsrecht nicht, wenn die Mitwirkung nötig ist, um von einer Frau eine anders nicht abwendbare Gefahr des Todes oder einer schweren Gesundheitsschädigung abzuwenden. Darin kommt der allgemeine Gedanke der Hilfeleistungspflicht zum Ausdruck, die in Unglücks- oder Notfällen für jedermann besteht und deren Verletzung nach § 323c StGB strafbar ist. Daneben kann sich die Pflicht zum Tätigwerden für den Arzt aus seiner Garantenstellung ergeben, falls er bereits der behandelnde Arzt oder im Notfalldienst eingesetzt ist. Immer ist jedoch Voraussetzung, dass es sich hier um eine akute und anders nicht abwendbare Lebens- oder schwere Gesundheitsgefahr (im engen medizinischen Sinne) handelt. Soweit es um die Gefahr einer Beeinträchtigung des seelischen Gesundheitszustandes geht, ist hier am ehesten an eine akute, auch durch psychiatrische Behandlung nicht sicher beherrschbare Suizidgefahr zu denken. Die Gefahr i. S. von § 218a Abs. 2 StGB ist deshalb nicht gleichzusetzen mit der Gefahr i. S. von § 12 Abs. 2 SchKG. Dieser wohnt ein ganz anderer Dringlichkeitsgrad inne. Andernfalls hätte der Gesetzgeber bestimmen müssen, dass das Weigerungsrecht in den Fällen des § 218a Abs. 2 StGB generell nicht gilt. Im Übrigen entfällt das Weigerungsrecht selbst bei dringlicher Gefahr dann nicht, wenn rechtzeitig eine andere Person zur Verfügung steht, die bereit und in der Lage ist, anstelle des sich Weigernden am SSA mitzuwirken.

5 Ausübung des Weigerungsrechts

Das Weigerungsrecht kann formlos und jederzeit ausgeübt werden. Es kann generell, für bestimmte Fallkonstellationen oder auch nur bezogen auf einen Einzelfall erklärt werden. Die ursprüngliche Absicht, es von Gewissensgründen abhängig zu machen, hat der Gesetzgeber bewusst aufgegeben. Die Motive brauchen also nicht mitgeteilt werden. Auch eine Weigerung, mit der sich jemand in Widerspruch zu seinem früheren Verhalten setzt, ist zu beachten.

Eine unangekündigte, von Fall zu Fall ausgeübte Weigerung kann den Betrieb und Personaleinsatz im Krankenhaus jedoch in große Schwierigkeiten bringen. Deshalb wird der Krankenhausträger von seinem Personal erwarten dürfen, dass es sich – unbeschadet seines Rechts zur anders lautenden Entscheidung im Einzelfall – auf Anfrage dazu erklärt, ob das Weigerungsrecht generell oder nur in bestimmten Fällen ausgeübt werden soll, und dass auch eine Einzelfallentscheidung nicht zur Unzeit getroffen, sondern beizeiten angekündigt wird.

Erstfassung	1999
Überarbeitung	Gültigkeit im Jahr 2008 bestätigt.
Beteiligte Fachgesellschaften, Arbeitsgemeinschaften und Organisationen	Deutsche Gesellschaft für Gynäkologie und Geburtshilfe · Arbeitsgemeinschaft Medizinrecht
Autoren	Bestätigt durch alle Mitglieder der AG Medizinrecht (s. S. 5)
Anmerkungen	S1-Leitlinie

DGGG Leitlinienregister 2008	4	Medizinrecht
	4.3	Gynäkologische Endokrinologie und Fortpflanzungsmedizin
	4.3.2	Fetozid bei Mehrlingen
AWMF Leitlinienregister	015/058 (S1)	

Deutsche Gesellschaft für Gynäkologie und Geburtshilfe (DGGG),
Arbeitsgemeinschaft Medizinrecht (AGMedR)

Fetozid bei Mehrlingen

Stellungnahme aus rechtlicher Sicht [1]

Inhaltsverzeichnis

1 beschlossen in der Sitzung der AG MedR am 28.4.2006 in Fulda.

Die Zahl der Mehrlingsschwangerschaften ist über viele Jahre als Folge von Sterilitätstherapien deutlich angestiegen. Die Rate an Mehrlingen (überwiegend Zwillinge) bei diesen Therapien ist gegenüber der natürlichen Inzidenz um das 20-Fache erhöht. Um die damit oft einhergehenden nicht unerheblichen Gefahren für Mutter und Kind (psychisch/physische Dekompensation, Präeklampsie, vorzeitige Wehentätigkeit, vorzeitiger Blasensprung, Zervixbelastung [vorzeitige Zervixreifung], Morbidität höhergradiger Mehrlinge, Frühgeburt, Wachstumsretardierung) abzuwenden oder zu verringern, wird auch der Fetozid – selektiv oder unselektiv – eingesetzt. Dies geschieht auch als Folge der Fortschritte in der Pränataldiagnostik, die Fehlentwicklungen des Embryos oder Föten zunehmend frühzeitiger und häufiger erkennen lassen. Dieser Fetozid ist ethisch nicht unumstritten. Unabhängig davon sind bei einer „Mehrlingsreduktion“ – wie bei jedem Schwangerschaftsabbruch – rechtliche Vorgaben zu beachten, um straf- oder zivilrechtliche Nachteile für alle an der Reduktion beteiligten Ärzte zu vermeiden. Im Folgenden soll zum Fetozid ausschließlich aus rechtlicher und nicht aus ethischer Sicht Stellung genommen werden.

1 Rechtliche Beurteilung des Fetozids

Jede einzelne Leibesfrucht, also jeder einzelne der Mehrlinge, ist nach dem geltenden Recht als selbstständig geschützt anzusehen. Auch wenn nur ein Embryo/Fetus von mehreren getötet wird, handelt es sich rechtlich um einen Schwangerschaftsabbruch. Eine Schwangerschaft liegt nach § 218 Abs. 1 S. 2 StGB vor, wenn die Einnistung des befruchteten Eis in der Gebärmutter abgeschlossen ist. Nach diesem Zeitpunkt müssen die Vorgaben der §§ 218 ff. StGB beachtet werden. Ein Verstoß gegen die gesetzlichen Regeln kann schwerwiegende straf- und/oder zivilrechtliche Folgen für alle am Fetozid beteiligten Ärzte haben.

Alle nidationshemmenden Maßnahmen sind von den Vorschriften der §§ 218 ff. StGB ausgenommen. Sie werden von dem seit dem 1.1.1991 geltenden Embryonenschutzgesetz erfasst.

2 Grundsätzliches Verbot des Schwangerschaftsabbruchs

Die geltenden gesetzlichen Regelungen zum Schwangerschaftsabbruch sind das Ergebnis langer, äußerst kontrovers geführter Auseinandersetzungen, die ihren Niederschlag in dem „Schwangeren- und Familienhilfeänderungsgesetz" vom 21.8.1995 (Bundesgesetzblatt I S. 1050) gefunden haben. Danach ist der Schwangerschaftsabbruch, also auch der Fetozid, grundsätzlich verboten (§ 218 Abs. 1 S. 1 StGB). Die Ausnahmen sind in § 218a StGB aufgeführt. Die Notlagenindikation, die nach dem ersten Urteil des Bundesverfassungsgerichts aus dem Jahre 1975 bis 1995 galt, gibt es nicht mehr.

3 Ausnahmen vom Verbot des Schwangerschaftsabbruchs

3.1 Beratungsmodell (Fristenlösung mit Beratungspflicht)

Nach dem „Beratungsmodell" gemäß § 218a Abs. 1 StGB darf ein Abbruch erfolgen, wenn seit der Empfängnis nicht mehr als zwölf Wochen vergangen sind und die Schwangere dem Arzt nachgewiesen hat, dass sie sich zuvor ordnungsgemäß von einer anerkannten Schwangerschaftskonfliktberatungsstelle hat beraten lassen. Der Eingriff ist in diesen Fällen straffrei, bleibt aber rechtswidrig. Es handelt sich nicht um eine Krankenkassenleistung.

3.2 Medizinisch-soziale Indikation

Der Abbruch aus medizinisch-sozialer Indikation gemäß § 218a Abs. 2 StGB ist nicht rechtswidrig. Er ist an keine Frist, jedoch an Voraussetzungen gebunden, die teils kompliziert, teils unklar und wenig bestimmt sind.

Die Rechtswidrigkeit entfällt, wenn „der Abbruch der Schwangerschaft unter Berücksichtigung der gegenwärtigen und zukünftigen Lebensverhältnisse der Schwangeren nach ärztlicher Erkenntnis angezeigt ist, um eine Gefahr für das Leben oder die Gefahr einer schwerwiegenden Beeinträchtigung des körperlichen oder seelischen Gesundheitszustandes der Schwangeren abzuwenden und die Gefahr nicht auf eine andere für sie zumutbare Weise abgewendet werden kann“.

Die reine embryopathische Indikation ist als Rechtfertigungsgrund entfallen. Im Gesetzgebungsverfahren ist ausdrücklich klargestellt worden, dass „eine Behinderung des Kindes als solche niemals zu einer Minderung des Lebensschutzes führen kann“.

3.3 Kriminologische Indikation

Die kriminologische Indikation ist in § 218a Abs. 3 StGB klar geregelt. Die Rechtswidrigkeit des Abbruchs entfällt, wenn seit der Empfängnis nicht mehr als zwölf Wochen vergangen sind und nach ärztlicher Erkenntnis die Schwangerschaft Folge einer rechtswidrigen Straftat gegen die sexuelle Selbstbestimmung der Schwangeren gemäß den §§ 176 bis 179 StGB ist.

4 Gerichtsentscheidungen zum Fetozid

Entscheidungen der Gerichte zur Problematik des Fetozids bei Mehrlingen auf der Grundlage der gesetzlichen Neuregelung der §§ 218 ff. StGB gibt es noch nicht. Dem Urteil des Bundesgerichtshofs (BGH) vom 4.12.2001 (Neue Juristische Wochenschrift – NJW – 2002, S.886) zur Frage der selektiven Tötung eines behinderten eineiigen Zwillingskindes lag noch das frühere Recht zugrunde, da es einen Fall aus der Zeit vor 1995 betraf. Die Erwägungen des BGH dürften aber auch für das neue Recht zutreffen.

Das Gericht hat in seinem Urteil hohe Anforderungen an die einen Abbruch rechtfertigende Konfliktlage der Schwangeren gemäß § 218a StGB gestellt. Die schwere körperliche Behinderung eines der beiden Kinder (Fortbewegung nur im Rollstuhl) und die durch diese Belastung hervorgerufenen Erschöpfungs- und Angstzustände der Mutter, die ihre Leistungsfähigkeit und Lebensfreude deutlich minderten, hat das Gericht nicht als hinreichend schwerwiegende Beeinträchtigung des Gesundheitszustandes im Sinne des § 218a Abs. 2 StGB angesehen.

5 Bedeutung der einzelnen Indikationen für die ärztliche Praxis

Für die Praxis dürfte die kriminologische Indikation keine Rolle spielen. Als Rechtsgrundlagen für den unselektiven wie für den selektiven Fetozid bei Mehrlingen kommen die Beratungsindikation des § 218a Abs. 1 StGB und die medizinisch-soziale Indikation des § 218a Abs. 2 StGB in Betracht.

5.1 Schwangerschaftsabbruch nach dem Beratungsmodell (§ 218a Abs. 1 StGB)

Der Schwangerschaftsabbruch nach dem Beratungsmodell wirft keine besonderen Probleme auf. Wenn schon im ersten Trimenon die Mehrlingsschwangerschaft erkannt wird, kann sich die Schwangere zum Totalabbruch oder, soweit dies medizinisch-technisch möglich ist, zum unselektiven oder zum selektiven Fetozid entschließen. Der Eingriff ist in diesen Fällen zwar rechtswidrig, aber straflos. Die Straffreiheit setzt allerdings voraus, dass die Schwangere dem Arzt durch Vorlage einer Bescheinigung nach § 219 Abs. 2 S. 2 StGB nachweist, dass sie sich mindestens drei Tage vor dem Eingriff durch eine anerkannte Schwangerschaftskonfliktberatungsstelle hat beraten lassen.

Auch in den ersten zwölf Wochen der Schwangerschaft kann der Abbruch aufgrund einer medizinisch-sozialen Indikation nach § 218a Abs. 2 StGB erfolgen.

5.2 Schwangerschaftsabbruch nach der medizinisch-sozialen Indikation (§ 218a Abs. 2 StGB)

Die Situation beim Abbruch nach der zwölften Schwangerschaftswoche ist rechtlich erheblich komplizierter geregelt.

5.2.1 Wegfall der embryopathischen Indikation

Nach dem Wegfall der reinen embryopathischen Indikation und damit auch der zeitlichen Begrenzung auf 22 Wochen post conceptionem stellt auch eine schwere Behinderung eines oder mehrerer Feten keinen rechtfertigenden Grund im Sinne des § 218a Abs. 2 StGB für einen Schwangerschaftsabbruch in toto oder auch nur eines einzelnen betroffenen Feten dar.

5.2.2 Mögliche Notwehr oder Notstandssituation

Die selektive Reduktion eines kranken, fehlgebildeten oder wenig lebensfähig erscheinenden Feten mit dem Ziel der Rettung oder Erhaltung des oder der gesunden Feten lässt sich auch nicht aus dem Gesichtspunkt der Notwehr gemäß § 32 StGB rechtfertigen, weil die Existenz eines Feten keinen rechtswidrigen Angriff gegen einen anderen darstellt.

Auch ein Entschuldigungsgrund nach dem Grundsatz des Handelns durch Notstand gemäß § 35 StGB dürfte nicht gegeben sein. Entschuldigt ist in diesen Fällen nur derjenige, der sich selbst in höchster Not befindet, nicht aber der den Eingriff durchführende Arzt, der im Sinne des Gesetzes unbeteiligter Dritter ist. Es gibt zwar Stimmen in der medizinrechtlichen Literatur, die in solchen Fällen dem Arzt einen Entschuldigungsgrund zubilligen wollen. Die Rechtsprechung hat jedoch bis heute den Grundsatz, es könne gerechtfertigt oder zumindest entschuldigt sein, einen Menschen zu töten, um einen oder mehrere andere zu retten, nicht anerkannt.

5.2.3 Keine zeitliche Beschränkung des Schwangerschaftsabbruchs nach der medizinisch-sozialen Indikation

Der Schwangerschaftsabbruch nach der medizinisch-sozialen Indikation gemäß § 218a Abs. 2 StGB unterliegt keiner zeitlichen Beschränkung, ist also rechtlich bis zum Beginn der Geburt zulässig. Der BGH hat dies in seiner umstrittenen Entscheidung vom 18.6.2002 (Versicherungsrecht 2002, S. 1148) ausdrücklich bestätigt. Allerdings kommt bei einem späten Schwangerschaftsabbruch im II. oder III. Trimenon dem Lebensrecht der Kinder besondere Bedeutung bei der Abwägung zur Bestimmung für die Voraussetzungen der medizinisch-sozialen Indikation zu. Je weiter die Schwangerschaft fortgeschritten ist, desto höhere Anforderungen sind an die Belastung der Schwangeren durch das Austragen der Schwangerschaft zu stellen. Eine ganz besonders schwerwiegende Belastung der Schwangeren, die einen Fetozid rechtfertigen würde, können insbesondere das Ausmaß und die Schwere der Schädigung eines oder mehrer Feten sein. Die Schädigung allein – und sei sie noch so schwer – ist aber kein hinreichendes Kriterium für einen Abbruch. Entscheidend ist stets die Auswirkung auf die Schwangere.

5.2.4 Gefährdung der Schwangeren als entscheidendes Kriterium für die medizinisch-soziale Indikation

Das Gesetz stellt sowohl bei einem Totalabbruch als auch bei unselektivem oder selektivem Fetozid entscheidend auf die Situation der Mutter ab.

Es kommt auf deren Gefährdung durch die Fortsetzung der Mehrlingsschwangerschaft an. Die Gefährdung der Schwangeren kann bestehen

- in einer Gefahr für ihr Leben oder
- in der Gefahr einer schwerwiegenden Beeinträchtigung ihres körperlichen oder seelischen Gesundheitszustandes.

Als erhebliche Gefahren für das Leben und die körperliche Gesundheit der Schwangeren kommen bei einer Mehrlingsschwangerschaft insbesondere Thromboembolien, ein schwangerschaftsinduzierter Hochdruck, Präeklampsie und Eklampsie, Lageanomalien und das Risiko schwerer nachgeburtlicher Blutungen in Betracht.

Zu Beeinträchtigungen der körperlichen und seelischen Gesundheit der Mutter kann es auch durch die Belastungen kommen, die mit dem gleichzeitigen Aufziehen mehrerer Kinder verbunden sind. Dies gilt insbesondere für den Fall, dass eines der Kinder oder gar mehrere durch Frühgeburt, Wachstumsretardierung oder Fehlbildungen krank, schwächlich oder behindert sind. In diesen Fällen kommt es darauf an, ob die gegebene Situation zu einer Überforderung der physischen und psychischen Kräfte der Mutter führt.

5.2.5 Keine Indikation allein wegen der Mehrlingsschwangerschaft

Die Mehrlingsschwangerschaft als solche und der Umstand, dass statt eines Kindes Zwillinge oder gar höhergradige Mehrlinge zu erwarten sind, deren Versorgung und Betreuung eine erheblich höhere Belastung der Mutter mit sich bringen, sind allein kein Rechtfertigungsgrund für einen Total- oder Teilabbruch der Schwangerschaft.

Entscheidend ist vielmehr das Maß der zu erwartenden Beeinträchtigung des Gesundheitszustandes „unter Berücksichtigung der gegenwärtigen und zukünftigen Lebensverhältnisse der Schwangeren“ (§218a Abs. 2 StGB). Das Gesetz und die höchstrichterliche Rechtsprechung stellen an diese Bedingungen der Rechtmäßigkeit des Abbruchs hohe Anforderungen.

Die Beeinträchtigung des Gesundheitszustandes muss schwerwiegend sein. Erforderlich ist zwar nicht, dass eine Krankheit im engen medizinischen Sinn vorliegt. Kurze physische oder psychische Überforderungen genügen aber nicht, wenn abzusehen ist, dass sie nicht von Dauer sein werden. Es muss die konkrete gegenwärtige und die zu erwartende zukünftige wirtschaftliche, soziale und familiäre Situation der Schwangeren berücksichtigt werden. Die Gefahr für eine Gesundheitsgefährdung muss konkret erkennbar, aber nicht notwendig eine schon gegenwärtige sein. Allgemein mit einer Mehrlingsschwangerschaft einhergehende Gefahren, die bei einer Schwangeren im Einzelfall aber nicht regelmäßig zu erwarten sind, bleiben außer Betracht. Dazu zählt z.B. das mögliche Auftreten eines schwangerschaftsinduzierten Hochdrucks.

5.2.6 Totalabbruch statt Mehrlingsreduktion

Wenn die Voraussetzungen für eine Mehrlingsreduktion vorliegen, dürfte (Rechtsprechung zu diesem Problem gibt es nicht) ein Totalabbruch auch für den Fall gerechtfertigt sein, dass nach der Reduktion (etwa von fünf auf zwei Feten) das für die Schwangere zumutbare Maß an Belastung nicht überschritten würde. Der Grund für die Zulässigkeit des Totalabbruchs auch in diesen Fällen wird darin gesehen, dass die Mehrlingsreduktion mit erheblichen Risiken für die von der Reduktion nicht betroffenen Feten (u.a. Abortrate zwischen 10 und mehr als 20%) verbunden ist.

5.2.7 Schwangerschaftsabbruch als Ultima Ratio

Schließlich muss der Total- oder Teilabbruch der Schwangerschaft die Ultima Ratio sein. Wenn durch ärztliche Maßnahmen, etwa durch die medikamentöse Behandlung einer Depression, die Gesundheitsgefährdung beseitigt werden kann, entfällt der Rechtfertigungsgrund für einen Abbruch. Es wird auch diskutiert, ob eine nach der Geburt möglicherweise eintretende unzumutbare Belastung für die Mutter dadurch behoben werden kann, dass sie ein oder mehrere Kinder aus der Schwangerschaft zur Adoption, zur Pflege oder Heimunterbringen freigibt. Höchstrichterliche Rechtsprechung gibt es zu dieser Frage nicht.

Im Sinne einer Ultima Ratio ist auch eine späte Abruptio – etwa nach Pränataldiagnostik – bei Einlingen im II. oder III. Trimenon zur Abwendung des Überlebens eines Kindes nach Frühgeburt (22 Wochen und später) zu bewerten, wenn nur dadurch eine medizinisch bedeutsame Bedrohung der Mutter abgewendet werden kann.

5.2.8 Beratung der Schwangeren

Bei einem Schwangerschaftsabbruch nach der medizinisch-sozialen Indikation (§ 218a Ab. 2 StGB) ist eine Beratungspflicht (anders als bei § 218 Abs. 1 StGB) nicht vorgeschrieben. Da es sich aber um einen invasiven Eingriff handelt, bleibt die Pflicht zur Risikoaufklärung unberührt. Der Arzt ist verpflichtet, mit der Schwangeren das Vorgehen im Einzelnen zu besprechen und sie über alle Risiken und Gefahren des Fetozids eingehend aufzuklären. Dazu gehören eine einvernehmliche Entscheidung über die Anzahl der abzutötenden Embryonen oder Feten, eine eingehende Beratung über die mütterlichen Risiken (einschließlich der möglichen psychosozialen Folgen, z.B. persistierende Depressionen) und über die Gefahren für die verbleibenden Embryonen oder Feten.[1]

6 Zustimmung der Schwangeren

Jeder Fetozid bedarf der Zustimmung der Schwangeren, auch wenn sie noch minderjährig ist. Ob in diesen Fällen auch der gesetzliche Vertreter zustimmen muss, wird unter-

1 Obwohl es rechtlich nicht geboten ist, empfiehlt sich die Zuziehung des Vaters zu dieser Beratung, falls die Schwangere damit einverstanden ist.

schiedlich beurteilt. Da schwangere Minderjährige in der Regel nicht sehr weit von der Volljährigkeit entfernt sind, hängt die Wirksamkeit ihrer Einwilligung von ihrer geistigen und sittlichen Reife, insbesondere also davon ab, ob sie die Bedeutung und Tragweite des Schwangerschaftsabbruchs ermessen können. Bei Unsicherheit im Einzelfall empfiehlt es sich, die Zustimmung des gesetzlichen Vertreters einzuholen.

7 Gerichtliche Überprüfung der Entscheidung des Arztes

Der Gesetzgeber hat die Entscheidung darüber, ob eine medizinisch-soziale Indikation gegeben ist, dem Arzt übertragen. Entscheidend ist seine „ärztliche Erkenntnis" (§ 218a Abs. 2 StGB).

Im Streitfall unterliegt die Einschätzung des Arztes der – allerdings eingeschränkten – Kontrolle durch das Gericht. Dem Arzt verbleibt jedoch ein Beurteilungsspielraum; es genügt, dass seine Entscheidung vertretbar ist. Wegen der unterschiedlichen weltanschaulichen und gesellschaftspolitischen Einstellungen der Richter wird es im Einzelfall eine gewisse Unsicherheit geben, ob die Entscheidung des Arztes hingenommen wird. Es empfiehlt sich daher für den Arzt, die für die Indikationsstellung maßgeblichen tatsächlichen Umstände soweit wie möglich zu eruieren und diese Umstände zu dokumentieren.

Erstfassung	2007
Überarbeitung	Gültigkeit im Jahr 2008 bestätigt.
Beteiligte Fachgesellschaften, Arbeitsgemeinschaften und Organisationen	Deutsche Gesellschaft für Gynäkologie und Geburtshilfe • Arbeitsgemeinschaft Medizinrecht
Autoren	Bestätigt durch alle Mitglieder der AG Medizinrecht (s. S. 5)
Anmerkungen	S1-Leitlinie Publiziert in: FRAUENARZT 2007; 48: 504 ff.

DGGG Leitlinienregister 2008	4	Medizinrecht
	4.4	Pränatal- und Geburtsmedizin
	4.4.1	Empfehlungen zu den ärztlichen Beratungs- und Aufklärungspflichten während der Schwangerenbetreuung und bei der Geburtshilfe
AWMF Leitlinienregister	015/043 (S1)	

Deutsche Gesellschaft für Gynäkologie und Geburtshilfe (DGGG),
Arbeitsgemeinschaft Medizinrecht (AGMedR)

Empfehlungen zu den ärztlichen Beratungs- und Aufklärungspflichten während der Schwangerenbetreuung und bei der Geburtshilfe

Inhaltsverzeichnis

Gynäkologie und Geburtshilfe haben sich in den letzten Jahren zu der am stärksten haftungsbelasteten Fachrichtung der Medizin entwickelt. Dabei beruhen viele Haftungsfälle nicht auf einer fehlerhaften Behandlung, sondern allein darauf, dass der Arzt seinen Beratungs- und Aufklärungspflichten nicht nachgekommen ist oder dies nicht beweisen kann. Die folgenden Ausführungen, die von Frauenärzten und Juristen gemeinsam verfasst worden sind, berücksichtigen die Anforderungen der Rechtsprechung und schließen sich an die Leitlinien zur Pränatalen Diagnostik an, die der Arbeitskreis „Pränatale Diagnostik“ des Wissenschaftlichen Beirates der Bundesärztekammer erarbeitet hat. Sie sollen dem Arzt helfen, Fehler bei der Beratung und Aufklärung zu vermeiden, und ein Ratgeber für schwierige Entscheidungssituationen sein.

Es wäre jedoch verfehlt, das Aufklärungsgespräch in erster Linie unter haftungsrechtlichen Gesichtspunkten zu führen. Es dient vor allem dazu, der Patientin die Ausübung ihres Selbstbestimmungsrechts zu ermöglichen und ihr dabei ihre Mitverantwortung für die Gesundheit des Kindes bewusst zu machen. Zugleich ist es geeignet, Vertrauen zum Arzt zu wecken, die Patientin vor späteren Enttäuschungen zu bewahren und die Verantwortung mit ihr zu teilen.

1 Beratungs- und Aufklärungspflichten während der Schwangerenbetreuung

1.1 Wissen vs. Nichtwissen

Der Arzt, der die Betreuung einer Schwangeren übernimmt, soll ihr schon bei der ersten Vorstellung das Wissen vermitteln, wie wichtig eine kontinuierliche Schwangerschaftsbetreuung für die Erkennung und Vermeidung von Risiken und wie groß ihre eigene Verantwortung ist, durch vernünftige Lebensweise und Befolgung der ärztlichen Ratschläge ihren Beitrag zur Geburt eines gesunden Kindes zu leisten.

Der Arzt erhebt, wie in den jeweils gültigen Mutterschaftsrichtlinien vorgesehen, die anamnestischen Daten (Familien- und Schwangerschafts-, Arbeits- und Sozialanamnese). Er stellt den Mutterpass aus und führt die darin vorgesehenen und sonst angezeigten Untersuchungen durch. Die Schwangere hat jedoch ein Recht auf Nichtwissen: Sie kann die Durchführung einzelner diagnostischer Maßnahmen ablehnen, wenn sie z.B. bei einem möglichen pathologischen Befund nicht in eine Konfliktsituation geraten will.

1.2 Lebensführung

Der Arzt hat nicht die Aufgabe, die Lebensführung der Schwangeren zu erforschen und zu überwachen. Erlangt er jedoch durch die Anamnese oder auf andere Weise Kenntnis von Alkohol-, Nikotin- oder Drogengebrauch oder von sonstigen Verhaltensweisen, die mit ernsten Gefahren für die Gesundheit des Kindes verbunden sein können, so soll er die Schwangere nachdrücklich auf dieses Risiko hinweisen und dies dokumentieren.

1.3 Pränatale Untersuchungen

Pränatale Untersuchungen haben das Ziel, Risiken für Mutter und Kind rechtzeitig zu erkennen, eine optimale Behandlung zu gewährleisten und Befürchtungen der Schwangeren vor der Geburt und in Bezug auf die Gesundheit des Kindes abzubauen. Erweisen sich solche Befürchtungen jedoch als begründet, soll die Schwangere sich beizeiten hierauf einstellen und bei schwerer und unheilbarer Erkrankung des Kindes im Rahmen des Gesetzes die Entscheidung über einen Schwangerschaftsabbruch treffen können.

Der Arzt informiert die Schwangere, wie in den Leitlinien zur Pränatalen Diagnostik und den Mutterschaftsrichtlinien vorgesehen, aus gegebenem Anlass und bei Hinweisen auf ein erhöhtes Risiko über die Möglichkeit invasiver diagnostischer Maßnahmen. Die Indikation hierfür kann sich namentlich aus folgenden, den Embryo/Fetus gefährdenden Umständen oder auffälligen Befunden ergeben:

- Alter der Mutter,
- pränatal diagnostizierbare Erkrankungen in der Familie,
- strukturelle oder numerische chromosomale Aberrationen bei einem Elternteil,
- Exposition gegenüber potentiell mutagenen oder teratogenen Faktoren und potentiell fruchtschädigenden mütterlichen Infektionen.

Vor invasiver Diagnostik ist eine genetische Beratung in Betracht zu ziehen. Sie soll informieren über:

- Ziel und Risiko der Untersuchung,
- Zuverlässigkeit des Untersuchungsergebnisses und Grenzen der Erkenntnismöglichkeit,
- Art und Schweregrad der zu untersuchenden Störungen,
- Konsequenzen aus einem pathologischen Befund,
- Handlungsoptionen bei Feststellung einer Entwicklungsstörung oder späteren Erkrankung des Kindes,
- Alternativen bei Nichtinanspruchnahme der invasiven pränatalen Diagnostik.

Bei der Beratung darf der Arzt die Gefahren invasiver Diagnostik für den Embryo/Fetus und die Mutter nicht verschweigen, aber auch nicht größer darstellen, als sie tatsächlich sind. Maßnahmen invasiver Diagnostik bedürfen der Zustimmung der Schwangeren. Im vorangehenden Aufklärungsgespräch ist ihr zu erklären, dass sie durch das Untersuchungsergebnis in eine schwierige Entscheidungssituation geraten kann, ein Schwangerschaftsabbruch aus medizinischer Indikation jedoch nicht wegen der befürchteten Erkrankung und/oder Behinderung des Kindes alleine, sondern nur dann in Betracht kommt, wenn unter Berücksichtigung der gegenwärtigen und zukünftigen Lebensverhältnisse eine Gefahr für das Leben oder die Gefahr einer schwerwiegenden Beeinträchtigung des körperlichen oder seelischen Gesundheitszustandes der Schwangeren nicht auf andere für sie zumutbare Weise abgewendet werden kann.

Diese Informationen sind im Hinblick auf die Möglichkeit eines Schwangerschaftsabbruches so frühzeitig wie möglich zu geben. Sie dürfen nicht deshalb unterbleiben, weil der Arzt selbst einen Schwangerschaftsabbruch nicht durchführen würde (wozu er auch nicht verpflichtet ist) oder weil er annimmt, die Schwangere würde sich dazu nicht entschließen.

Das Untersuchungsergebnis bespricht der Arzt mit der Schwangeren, und zwar nach Möglichkeit unter Zuziehung auch des anderen Elternteils. Ist mit der Geburt eines behinderten Kindes zu rechnen, hat der Arzt auf die damit auf die Eltern zukommenden Belastungen hinzuweisen.

Alle hiernach notwendigen Informationen und Gespräche sind zu dokumentieren.

1.4 Aufklärung bei problemlosem Verlauf

Bei problemlosem Verlauf der Schwangerschaft und ohne konkreten Anlass ist der Arzt nicht verpflichtet, mit der Schwangeren rein vorsorglich über mögliche Komplikationen bei der Entbindung und dann etwa notwendige operative Eingriffe zu sprechen. Fragen der Schwangeren sind wahrheitsgemäß zu beantworten. Der Illusion einer „sanften Geburt" ist in jedem Fall entgegenzutreten. Will sich die Schwangere zur Hausgeburt oder Entbindung in einem Geburtshaus entschließen, sollte der wiederum zu dokumentierende Hinweis nicht fehlen, dass bei jeder Niederkunft unvorhersehbare Komplikationen auftreten können, die schnelle ärztliche Hilfe und unter Umständen auch operative Eingriffe erfordern, die außerklinisch nicht verfügbar sind (www.g-ba.de).

1.5 Zeitpunkt der Beratung

Der Arzt berät die Schwangere unter Berücksichtigung der persönlichen, medizinischen und sozialen Umstände rechtzeitig, d. h. mehrere Wochen vor dem errechneten Geburtstermin, bei ihrer Entscheidung, wo die Entbindung stattfinden soll. Bei entsprechenden Risiken muss entsprechend den Vorgaben des G-BA (Gemeinsamer Bundesausschuss) auf die zuständigen klinischen Einheiten verwiesen bzw. an sie überwiesen werden. Will die Schwangere diesem Rat nicht folgen, ist ihr das damit für sie selbst und ihr Kind eingegangene Risiko eindringlich deutlich zu machen und dieses Gespräch zu dokumentieren, am besten auch im Mutterpass.

1.6 Risikogeburt

Ist mit einer Risikogeburt zu rechnen, kommt insbesondere eine vorhersehbare Schnittentbindung in Betracht, so soll auch der Arzt, der später nicht der Geburtshelfer sein wird, beizeiten mit der Schwangeren ein Aufklärungsgespräch über mögliche operative Eingriffe, insbesondere die Vor- und Nachteile der vaginalen und der Schnittentbindung, für Mutter und Kind führen oder ein solches Gespräch mit dem Geburtshelfer vereinbaren, weil unter Umständen später unter Wehen ein solches Gespräch nicht mehr möglich sein wird. Entschließt sich die Schwangere schon jetzt zur Sectio oder bringt sie jedenfalls für den Fall einer bestimmten weiteren Entwicklung ihren Wunsch in Bezug auf den Entbindungsweg zum Ausdruck, so soll der Geburtshelfer hierüber in geeigneter Weise (z. B. durch Eintragung im Mutterpass, einem begleitenden Arztbrief oder auch fernmündlich) informiert werden (siehe hierzu auch die Stellungnahme der AG Medizinrecht zu absoluten und relativen Indikationen zur Sectio caesarea und zur Frage der so genannten Sectio auf Wunsch).

2 Aufklärungspflichten bei der Geburtshilfe

2.1 Aufklärung durch den Geburtshelfer

Auch der Geburtshelfer, der seine Patientin nicht schon während der Schwangerschaft betreut hat, darf grundsätzlich darauf vertrauen, dass sie sich im Gespräch mit dem bisher betreuenden Arzt während der Schwangerschaft, durch Besuche von Elternabenden oder aus schriftlichem Informationsmaterial in eigener Verantwortung auf ihre Niederkunft vorbereitet und ein Basiswissen auch über denkbare Komplikationen verschafft hat. Er darf jedoch nicht ohne Weiteres davon ausgehen, dass der über- oder einweisende Arzt die Schwangere schon in allen Einzelheiten aufgeklärt und auf konkrete Komplikationen vorbereitet hat.

2.2 Kein Eingriff ohne Zustimmung

Die Geburt ist im Regelfall ein natürlicher Vorgang und kein „Eingriff", dem die Schwangere zustimmen müsste. Der Arzt hat auf die körperliche Unversehrtheit der Gebärenden zu achten. Auch bei eindeutiger Indikation darf er gegen ihren ausdrücklichen Willen keinen operativen Eingriff durchführen; es sei denn, eine grobe Fehlentscheidung wäre die Folge und hinreichende Gründe sprächen dafür, dass die Frau nicht mehr in jeder Hinsicht entscheidungsfähig ist.

2.3 Sectio caesarea

Ist die Schnittentbindung im konkreten Fall eine medizinisch vertretbare, ernsthaft in Betracht kommende Alternative (z. B. bei Beckenendlage, bei Missverhältnis zwischen Kindesgröße und mütterlichem Becken oder bei makrosomem Kind), so hat auch derjenige Geburtshelfer, der gleichwohl zur vaginalen Entbindung neigt, der Schwangeren nach einer im Rahmen der Entbindungssituation noch möglichen Beratung die Entscheidung zu ermöglichen. Als die natürliche Sachwalterin ihres Kindes hat sie das Recht, Gefahren, die ihrem Kinde bei vaginaler Geburt drohen, abzuwenden und dafür andersartige Risiken, die sich aus einer Sectio für sie selbst ergeben, in Kauf zu nehmen. Im Aufklärungsgespräch, das die beiderseitigen Risiken realistisch darzustellen hat, darf auch der Geburtshelfer, der der vaginalen Entbindung den Vorzug gibt, die Risiken der primären Sectio nicht größer darstellen, als sie tatsächlich sind. Von einem vereinbarten Entbindungskonzept darf der Geburtshelfer, der die Vereinbarung getroffen hat, aber auch ein an seine Stelle tretender Arzt, nicht einseitig abweichen.

2.4 Einwilligungsfähigeit

Je eindeutiger die Indikation ist und je mehr die Zeit drängt, desto kürzer darf sich der Arzt bei der Aufklärung fassen. Sobald sich die Möglichkeit abzeichnet, dass ein einwilligungsbedürftiger operativer Eingriff notwendig werden kann, soll der Geburtshelfer – gegebenenfalls schon unter Zuziehung des Anästhesisten – das Aufklärungsgespräch mit der Patientin führen und sie um ihre Entscheidung bitten. Je früher das geschieht, desto eher ist damit zu rechnen, dass die Patientin noch einwilligungsfähig ist, also dem Aufklärungsgespräch noch folgen und das Für und Wider der ihr empfohlenen Behandlung abwägen kann. Einwilligungsfähigkeit ist nicht gleichzusetzen mit Geschäftsfähigkeit. Auch eine 16-jährige Schwangere (in Einzelfällen auch früher, siehe hierzu auch Stellungnahme der AG zu Rechtsfragen bei der Behandlung Minderjähriger, Frauenarzt 2003, S. 1109 ff.) kann bei entsprechendem Reifegrad schon einwilligungsfähig sein.

2.5 Vorsorgevollmacht

Jede Schwangere kann beizeiten für den Fall ihrer Einwilligungsunfähigkeit dem Ehemann, Partner oder einer sonstigen Person ihres Vertrauens eine Vorsorgevollmacht erteilen. Die Vollmacht ist formlos möglich, sollte aber vom Arzt in den Krankenpapieren vermerkt werden (Beispiel: „Die Patientin hat ihrem anwesenden Ehemann Vorsorgevollmacht erteilt.“). Tritt sodann der Zustand der Einwilligungsunfähigkeit etwa durch starke Wehen oder sedierende Medikamente ein, so ist das Aufklärungsgespräch mit dem Bevollmächtigten zu führen; er trifft anstelle der nicht mehr einwilligungsfähigen Schwangeren die nötigen Entscheidungen. Solange sie jedoch einwilligungsfähig ist, kommt es allein auf ihre Entscheidung an, die auch im Widerruf der Vorsorgevollmacht bestehen kann.

2.6 Mutmaßlicher Wille

War mit der Patientin kein Aufklärungsgespräch mehr möglich, hat sie auch keine Vollmacht erteilt und ist dem Geburtshelfer auch eine schon früher von ihr getroffene Entscheidung (vgl. 1.6) nicht bekannt, so ist ihrem mutmaßlichen Willen zu entsprechen. Ist auch dieser (z. B. durch Rückfrage bei anwesenden Angehörigen) nicht zu ermitteln, soll der Geburtshelfer so vorgehen, wie es verantwortungsbewusster, guter ärztlicher Übung unter Berücksichtigung der Interessenlage von Mutter und Kind entspricht. Dabei sollte sich jeder Geburtshelfer dessen bewusst sein, dass erfahrungsgemäß die Mehrzahl der Mütter bereit ist, Risiken für den eigenen Gesundheitszustand in Kauf zu nehmen, um das Kind vor dauerhaften und schwerwiegenden Schäden zu bewahren.

3 Aufklärungspflichten bei Sterilisationen

Bei Sterilisationen in unmittelbarem zeitlichem Zusammenhang mit einer Entbindung ist Zurückhaltung geboten. Niemals darf eine Sterilisation ohne ausdrückliche und eindeutige Zustimmung und vorangegangene eingehende Aufklärung mit ausreichender Bedenkzeit durchgeführt werden.

Obwohl die Sterilisation nur der Einwilligung des Betroffenen bedarf, empfiehlt es sich stets, falls die Patientin zustimmt, in das Aufklärungsgespräch den Ehegatten oder Partner einzubeziehen. Das gilt auch deshalb, weil sich die Frage stellen kann, ob der Eingriff statt bei der Frau beim Mann durchgeführt werden sollte.

Das Aufklärungsgespräch muss der Patientin bewusst machen, dass der Eingriff in der Regel irreversibel ist. Es darf aber auch der Hinweis nicht fehlen, dass selbst bei lege artis vollzogener Unterbindung der Eileiter, bzw. Samenleiter ein späteres Zusammenwachsen (Rekanalisation) der Stümpfe möglich ist und deshalb eine prinzipiell unerwünschte spontane Refertilisierung nicht mit Sicherheit ausgeschlossen werden kann.

4 Modalitäten der Aufklärung

Das Aufklärungsgespräch ist eine ärztliche Aufgabe, die nicht dem Pflegepersonal überlassen werden darf. Es sollte in der Regel von dem Arzt ausgeführt werden, der die Behandlung (den Eingriff) vornimmt. Jedoch ist eine Delegation grundsätzlich zulässig (Beispiel: Der Assistenzarzt klärt über die beabsichtigte Sectio auf, die der herbeigerufene Oberarzt ausführen wird. Der Geburtshelfer übernimmt auch die Narkoseaufklärung). Niemals sollte sich der Arzt darauf verlassen, dass ein über- oder einweisender Kollege schon ausreichend aufgeklärt hat.

Merkblätter, Formulare oder Broschüren können das Aufklärungsgespräch nur vorbereiten und abkürzen sowie systematisch ergänzen, nicht aber ersetzen.

Das Gespräch ist in einer für die Patientin verständlichen Sprache unter Vermeidung medizinischer Fachausdrücke zu führen. Bei Patienten, die der deutschen Sprache nicht hinreichend mächtig sind, muss notfalls eine zur Übersetzung geeignete Person zugezogen werden. Für Ärzte, zu deren Personenkreis eine größere Zahl von Patientinnen einer bestimmten Nationalität gehört, kann es sich empfehlen, ein Merkblatt zu entwerfen und in die entsprechende Landessprache übersetzen zu lassen, um wenigstens eine Basisaufklärung zu gewährleisten, auf deren Grundlage die Patientin ihren Wunsch nach weiterführenden Auskünften zum Ausdruck bringen kann.

Das Gespräch ist so frühzeitig wie möglich zu führen, also in einem Stadium, in dem die Patientin noch nicht durch Wehen, Schmerzen oder Medikamente beeinträchtigt ist, die ihre Einwilligungsfähigkeit und Entschließungsfreiheit infrage stellen können.

Die Patientin kann auf Einzelheiten der Aufklärung über alle Risiken verzichten und die Entscheidung vertrauensvoll ihrem Arzt überlassen. Jedoch kann der Arzt von der Wirksamkeit des Verzichts nur ausgehen, wenn er davon überzeugt ist, dass die Patientin sich der Bedeutung ihres Verzichts bewusst ist, insbesondere weiß, dass der Eingriff nicht ganz ohne Risiko ist.

Für die Aufklärung ist keine Schriftform vorgeschrieben. Ebenso bedarf die Einwilligung der Patientin oder ihr Aufklärungsverzicht keiner unterschriftlichen Bestätigung. Auch die Zuziehung von Gesprächszeugen ist nicht geboten und erfahrungsgemäß für eine spätere Beweisführung wenig ergiebig.

5 Dokumentation der Aufklärung

Damit der Arzt aber – auch noch nach längerer Zeit – den in aller Regel ihm obliegenden Beweis der Aufklärung, eines Aufklärungsverzichts oder einer mündlich erklärten Einwilligung führen kann, ist ihm dringend die alsbaldige „zeitnahe" Dokumentation anzuraten. Dafür genügt nicht der Vermerk in den Krankenpapieren, dass ein Aufklärungsgespräch stattgefunden hat. Der Vermerk muss auch seinen wesentlichen Inhalt, die dabei gegebenen Hinweise, Ratschläge und Wiedervorstellungstermine, die zur Sprache gebrachten möglichen Geburtskomplikationen, die Dringlichkeit der Indikation für operative Eingriffe, das Für und Wider einer Vakuumextraktion, Zangengeburt und Schnittentbindung mit ihren unterschiedlichen Risiken für Mutter und Kind, die anschließende Entscheidung der Patientin oder ihres Bevollmächtigten sowie die vor einer Sterilisation erteilten Hinweise enthalten. Alle Eintragungen können sich auf Stichworte, auch in verständlichen Abkürzungen oder einer gebräuchlichen Kurzschrift, beschränken.

Der Vermerk in den Krankenpapieren ist vom Arzt zu datieren und zu unterschreiben. Bei Aufklärungen und Entscheidungen, die während des Geburtsverlaufes nötig wurden, ist die Uhrzeit anzugeben.

Die Dokumentation kann auch durch Eingabe der Daten in den Computer geschehen. Auch hier dürfen der Name des Arztes, der das Gespräch mit der Patientin geführt hat, und die Zeitangabe nicht fehlen. Nachträgliche Änderungen sind hier ebenso wie bei schriftlicher Dokumentation grundsätzlich unzulässig und können den Vorwurf der Fälschung begründen. Ist eine nachträgliche Änderung oder Ergänzung im Einzelfall notwendig, ist sie als solche kenntlich zu machen.

Erstfassung	1996
Überarbeitung	2008
Beteiligte Fachgesellschaften, Arbeitsgemeinschaften und Organisationen	Deutsche Gesellschaft für Gynäkologie und Geburtshilfe · Arbeitsgemeinschaft Medizinrecht
Autoren	Überarbeitung bestätigt durch alle Mitglieder der AG Medizinrecht (s. S. 5)
Anmerkungen	S1-Leitlinie

DGGG Leitlinienregister 2008	4	Medizinrecht
	4.4	Pränatal- und Geburtsmedizin
	4.4.2	Ultraschalldiagnostik im Rahmen der Schwangerenvorsorge
AWMF Leitlinienregister	015/044 (S1)	

Deutsche Gesellschaft für Gynäkologie und Geburtshilfe (DGGG),
Arbeitsgemeinschaft Medizinrecht (AGMedR)

Ultraschalldiagnostik im Rahmen der Schwangerenvorsorge

Inhaltsverzeichnis

Die Erwartungen der Schwangeren an die Ultraschalldiagnostik sind hoch, so dass die Grenze dessen, was diagnostisch mit dieser Untersuchungsmethode möglich ist, einerseits nicht nur überschätzt, sondern dass andererseits ein Versagen immer weniger akzeptiert wird. Dies wiederum führt häufig zu Haftungsansprüchen und nicht selten auch zu gerichtlichen Auseinandersetzungen. Im Vordergrund steht dabei der Vorwurf, Fehlbildungen übersehen oder verkannt zu haben, insbesondere solche des zentralen Nervensystems (Spina bifida) oder auch der Gliedmaßen (Amelie einer oder mehrerer Gliedmaßen), aber auch andere wie Lippen-Kieferspalten, Herzfehler und zunehmend auch Chromosomenanomalien (Morbus Down).

Probleme ergeben sich auch aus den ständig neu hinzukommenden technischen Verbesserungen der Geräte und der damit verbundenen Erweiterung der diagnostischen Möglichkeiten. Aus dieser Situation resultieren wieder Verunsicherungen über das dem aktuellen Stand angepasste, notwendige Ausmaß der ärztlichen Beratungspflichten. Hier gewinnen Information und kompetente Beratung der Schwangeren eine zentrale Bedeutung, ebenso wie die Kooperation zwischen Ärzten verschiedener Fachdisziplinen.

Eine mangelnde Bereitschaft zur interdisziplinären Kooperation oder auch unzulängliche Informationen der Patientin vor oder während der Schwangerschaft führen zunehmend zu forensischen Problemen, insbesondere dann, wenn ein Kind mit schwerwiegenden Fehlbildungen geboren wird und diese bereits pränatal zu diagnostizieren gewesen wären. In solchen Fällen kann die Mutter geltend machen, dass unter Berücksichtigung ihrer gegenwärtigen und zukünftigen Lebensverhältnisse ein Abbruch der Schwangerschaft nach § 218a Abs. 2 StGB gerechtfertigt gewesen wäre, um die Gefahr einer nun tatsächlich eingetretenen, schwerwiegenden Beeinträchtigung ihres körperlichen oder seelischen Gesundheitszustandes abzuwenden. Bei einem schuldhaften Verhalten des Arztes können so beide Elternteile Schadenersatzansprüche gegen ihn geltend machen, insbesondere den Ersatz ihres gesamten Unterhalts- und Pflegeaufwandes für das behindert geborene Kind.

Von Seiten der betroffenen Eltern wird dabei häufig verkannt, dass nicht jede Fehlbildung zu einem Abbruch berechtigt. Voraussetzung ist hier die ärztliche Erkenntnis, dass für die Mutter unter Berücksichtigung der im Gesetz aufgeführten Beeinträchtigungen tatsächlich eine den Schwangerschaftsabbruch rechtfertigende, schwerwiegende Ausnahmesituation gegeben wäre.

Im Rahmen der Pränataldiagnostik mittels Ultraschall ergeben sich im Hinblick auf das Übersehen oder Verkennen von Fehlbildungen zwei forensisch unterschiedlich bedeutsame Teilbereiche:

- das Ultraschall-Screening und
- die gezielte Ultraschalldiagnostik.

Das Ultraschall-Screening fällt heute schwerpunktmäßig in den Zuständigkeitsbereich der niedergelassenen Gynäkologen. Der Erfolg des Ultraschall-Screenings hängt aber auch entscheidend davon ab, wie zuverlässig die Übergabe einer Schwangeren an Spezialisten mit breit gefächerten diagnostischen Möglichkeiten funktioniert.

1 Ultraschall-Screening

Die Reihenuntersuchung von gesunden Schwangeren ohne erkennbare Risiken unter Einsatz der Ultraschalldiagnostik ist in den Mutterschaftsrichtlinien verankert und sieht obligate sonographische Untersuchung um die 10., 20. und 30. Schwangerschaftswoche vor. Die vorgegebenen Untersuchungsprogramme lassen erkennen, dass diese Untersuchungen zwar auch auf das Erkennen von Anomalien und Fehlbildung ausgerichtet sind, aber letzten Endes doch mehr orientierender Art sind. Das Ultraschall-Screening darf daher nicht als Fehlbildungsdiagnostik missverstanden werden; vielmehr muss die Möglichkeit, dass weniger augenfällige Befunde auch von Experten im Einzelfall übersehen werden können, von der Schwangeren von vornherein akzeptiert werden. Ein richtig verstandenes Ultraschall-Screening sollte daher nicht durch überzogene Ansprüche an eine Vorsorgeuntersuchung infrage gestellt werden; andererseits muss angesichts des Aufwandes und der damit verbundenen Kosten auch die Frage erlaubt sein, was von dem Ultraschall-Screening im Hinblick auf die pränatale Erkennung von Fehlbildungen erwartet werden kann und was als überzogener Anspruch abzulehnen ist.

1.1 Möglichkeiten und Grenzen

Neben der Beachtung der hinreichend bekannten, sonographisch bedeutsamen Hinweiszeichen können im Einzelfall auch im Rahmen des Screenings besonders augenfällige und damit meist auch schwerwiegende Fehlbildungen ausreichend sicher erkannt werden. Als Beispiele seien hier der Anenzephalus, die hochgradige obstruktive Uropathie, die Amelie mehrerer Gliedmaßen, monströse Befunde wie Nackenblasen oder Omphalozelen sowie Anomalien der Fruchtwassermenge (hochgradige Oligo- oder Polyhydramnie) genannt.

Bei der sonographischen Diagnostik von Fehlbildungen ist zu beachten, dass einzelne Fehlbildungen nicht immer leicht sonographisch darzustellen sind und die meisten Entwicklungsstörungen nicht nur selten, sondern auch sehr vielgestaltig auftreten können. Eine zuverlässige Pränataldiagnostik hängt hier einerseits von der Leistungsfähigkeit des vorhandenen Ultraschallgerätes, zum anderen aber weitgehend auch von der persönlichen Erfahrung des Untersuchers ab. Diese Erfahrungen wiederum sind nur aufgrund einer möglichst häufigen Konfrontation des Untersuchers mit den verschiedenen Fehlbildungen zu erlangen; dies ist aber nur möglich durch die gezielte Untersuchung von

Risikogruppen. Im Regelfall sind die bedeutsamen Hinweiszeichen in dem für das Ultraschall-Screening vorgegeben Zeitrahmen mit den bei einem definierten Ausbildungsprogramm erworbenen Erfahrungen zuverlässig nachzuweisen oder auszuschließen.

1.2 Aufklärung

Zur Vermeidung von Haftungsansprüchen und gerichtlichen Auseinandersetzungen ist es daher erforderlich, die Schwangere auf die Möglichkeiten und Grenzen des Ultraschall-Screenings ausdrücklich hinzuweisen. Das Übersehen oder Verkennen einer Fehlbildung ist nicht zwingend als Diagnosefehler vorwerfbar, insbesondere dann nicht, wenn aus bestimmten Begleitumständen (z. B. adipöse Bauchdecken, Fruchtwassermangel, ungünstige Lage des Feten) oder in Folge einer fehlenden Eindeutigkeit sonographisch erkennbarer Befunde (z. B. Hydramnion) Unsicherheiten resultieren. Dies erfordert aber auch, dass im Rahmen der Aufklärung auf die im Einzelfall möglichen und für die Diagnosefindung bedeutsamen Einschränkungen ausdrücklich hingewiesen wurde. Der Inhalt des Aufklärungsgespräches über die Grenzen und Möglichkeiten des Ultraschall-Screenings sowie die Einschränkungen im Einzelfall sollten grundsätzlich kurzgefasst auch dokumentiert werden.

Das Recht der Schwangeren auf Nichtwissen, hier im Hinblick auf das bereits pränatal mögliche Bekanntwerden einer Fehlbildung oder Erkrankung des ungeborenen Kindes, bleibt – wie sonst auch – unberührt. Andererseits ist die Schwangere aber auch auf die möglichen Folgen, die sich aus dem Verzicht auf eine gezielte Ultraschalldiagnostik einschließlich Aufklärung ergeben können (Informationsdefizite, verspätete Diagnosestellung einschließlich einer dadurch verzögerten prä- oder postnatalen Therapie), hinzuweisen. Beides, das in Anspruch genommene Recht auf Nichtwissen und der Hinweis auf mögliche Folgen, sind zu dokumentieren.

Für das Aufklärungsgespräch über die Grenzen und Möglichkeiten der Ultraschalldiagnostik sowie über die Einschränkungen im Einzelfall kann das im Anhang beigefügte Merkblatt hilfreich sein.

Wichtig ist in jedem Fall auch der Hinweis, dass jede Schwangerschaft mit einem Basisrisiko von 2–4% für Fehlbildungen und Erkrankungen des Kindes belastet ist, etwa 1% entfallen dabei auf schwerwiegende Fehlbildungen und Erkrankungen. Dieses Basisrisiko ist bei mütterlichen Erkrankungen wie einem Diabetes mellitus oder auch bei Mehrlingen erhöht. Bei einem Diabetes mellitus ist in Abhängigkeit von der Stoffwechsellage von einem zwei- bis dreimal höheren Fehlbildungsrisiko auszugehen; bei einem gut eingestellten Diabetes mellitus wiederum muss das Risiko für Fehlbildungen dann auch nicht erhöht sein. Bei Zwillingen ist als Faustregel von einem etwa doppelt so hohen Basisrisiko (also 4–8%) auszugehen.

2 Gezielte Ultraschalldiagnostik

Nur bei einem definierten Risiko für eine bestimmte Fehlbildung oder Erkrankung des Kindes tritt an die Stelle des Ultraschall-Screenings entsprechend den Mutterschafts-richtlinien die gezielte Ultraschalldiagnostik, wobei es sich dabei meist um eine Ausschlussdiagnostik handelt. Gründe für eine gezielte Ultraschalldiagnostik sind in einer Liste im Anhang aufgeführt, wobei die im Rahmen des Screenings auffälligen Hinweiszeichen für Entwicklungsstörungen und Fehlbildungen an vorderster Stelle stehen. Sind solche Anzeichen vorhanden, so hat der im Rahmen des Screenings tätige Arzt dem nachzugehen oder er muss ggf. die Schwangere an eine Spezialpraxis oder ein Zentrum überweisen, das den nachfolgend dargestellten Voraussetzungen entspricht.

Auch wenn sich der Überweisungsauftrag zur gezielten Ultraschalldiagnostik nur auf eine bestimmte Körperregion beschränkt – z. B. Ausschluss eines Neuralrohrdefektes –, sollte der Fet dennoch zum Ausschluss weiterer augenfälliger Fehlbildungen in seiner Gesamtheit sonographisch untersucht und beurteilt werden.

Im Gegensatz zum Ultraschall-Screening ist das Übersehen oder Verkennen einer Fehlbildung bei einer gezielten Ultraschalldiagnostik forensisch grundsätzlich anders zu bewerten. Von dem Untersucher werden über das übliche Maß hinausgehende Kenntnisse und Erfahrungen auf dem Gebiet der pränatalen Sonographie und eine entsprechende apparative Ausstattung erwartet. Dies gilt in besonderer Weise für die farbcodierte Echokardiographie. Irrtümer bei einer Diagnose sind aber andererseits auch hier nicht immer vorwerfbar. Darüber hinaus sollte im Einzelfall über die möglichen und für die Diagnosefindung bedeutsamen Einschränkungen aufgeklärt werden. Entsprechend der größeren forensischen Bedeutung hat in diesen Fällen die Aufklärung umfassender und speziell auf den Einzelfall bezogen zu erfolgen (therapeutische Aufklärung).

Eine gezielte Ultraschalldiagnostik wird von den Schwangeren zunehmend als Alternative zu einer nicht erwünschten invasiven Diagnostik in Anspruch genommen, insbesondere aus Altersgründen oder bei auffälligem Triple-Test zum Ausschluss von Chromosomenanomalien. Gerade ältere Schwangere verzichten nach einer längeren Sterilitätsbehandlung wegen des Abortrisikos auf die angebotene Amniozentese und wünschen stattdessen zum Ausschluss eines Down-Syndroms oder anderer Chromosomenanomalien eine gezielte Ultraschalldiagnostik, u. U. in Kombination mit einem Triple-Test. In solchen Fällen ist ein die sonographische Ausschlussdiagnostik begleitendes Aufklärungsgespräch unerlässlich. Hier kommt es vor allem auch auf den Hinweis an, dass es zwar charakteristische, aber nicht obligatorisch vorhandene Hinweiszeichen auf Chromosomenanomalien – insbesondere für ein Down-Syndrom – geben kann, ein Fehlen dieser typischen Befunde das Risiko für ein Kind mit Down-Syndrom zwar mindert, aber nicht ausschließt.

Anhang 1

Indikationen für eine gezielte pränatale Ultraschalldiagnostik:

- Hinweiszeichen für Entwicklungsstörungen und Fehlbildungen bei Untersuchungen im Rahmen des Screenings,
- genetisch bedingtes Wiederholungsrisiko für bestimmte Fehlbildungen,
- einmaliges Auftreten von Fehlbildungen in einer Familie,
- erhöhte Alpha-Fetoprotein-(AFP)-Konzentration im mütterlichen Serum und/oder Fruchtwasser,
- Einnahme von teratogen wirkenden Medikamenten,
- mütterliche Infektionen (Toxoplasmose, Ringelröteln u. a. Virusinfektionen),
- mütterliche Erkrankungen mit erhöhtem Risiko für Fehlbildungen (Diabetes mellitus),
- bei Mehrlingen,
- Ausschluss von Chromosomenanomalien als Alternative bei nicht erwünschter invasiver Diagnostik (Alter der Schwangeren, auffälliger Triple-Test).

Anhang 2 – Patientinnen-Information

Informationen zur Ultraschalluntersuchung in der Schwangerschaft

Liebe werdende Mutter,

bevor bei Ihnen eine Ultraschall-Untersuchung Ihres ungeborenen Kindes durchgeführt wird, sollten Sie die nachfolgenden Informationen und Hinweise zur Kenntnis nehmen:

- Die Ultraschalluntersuchung ist ein bildgebendes Verfahren, das nach heutigem Kenntnisstand selbst bei wiederholter Anwendung keine Schäden bei Mutter und Kind verursacht.
- Mit Hilfe der Ultraschalldiagnostik kann eine Vielzahl von Fehlbildungen oder Erkrankungen des Kindes erkannt und vor allem auch ausgeschlossen werden. Andererseits muss jedoch ausdrücklich darauf hingewiesen werden, dass auch bei moderner apparativer Ausstattung, größter Sorgfalt und umfassenden Erfahrungen des Untersuchers nicht alle Fehlbildungen oder Erkrankungen erkannt werden können.
- Das Übersehen oder Verkennen einer Fehlbildung kann auch dadurch zustande kommen, dass bei bestimmten Begleitumständen (z. B. fettreiche Bauchdecken, Fruchtwassermangel, ungünstige Lage des Kindes) die Untersuchungsbedingungen erschwert werden. Auch sind mit Ultraschall erkennbare Befunde nicht immer eindeutig in ihrer Bedeutung einzuordnen.
- Die vorgegebenen Untersuchungsprogramme, vor allem zwischen der 20. und 22. Schwangerschaftswoche, sind bei Reihenuntersuchungen von gesunden Schwangeren ohne erkennbare Risiken zwar auf das Erkennen von Anomalien und Fehlbindung ausgerichtet, aber letzten Endes aufgrund des vorgegebenen Zeitrahmens doch wieder orientierender Art.
- Das Ultraschall-Screening darf daher nicht als Fehlbildungsdiagnostik missverstanden werden. Vielmehr muss die Möglichkeit, dass weniger auffällige Befunde im Einzelfall übersehen werden können, von vornherein in Betracht gezogen werden. Dazu gehören z. B. kleinere Defekte wie ein Loch in der Trennwand der Herzkammern, eine Lippen-Kiefer-Gaumenspalte, Defekte im Bereich der Wirbelsäule (Spina bifida) sowie Finger- oder Zehenfehlbildungen.
- Zu beachten ist, dass jede Schwangerschaft mit einem sog. Basisrisiko von 2–4% für Fehlbildungen und Erkrankungen des Kindes belastet ist, dabei entfallen etwa 1% auf schwerwiegende Fehlbildungen. Dieses Basisrisiko ist bei einer insulinpflichtigen Zuckerkrankheit der Schwangeren oder auch bei Mehrlingen erhöht.
- Chromosomenanomalien können durch eine Ultraschalluntersuchung (als Alternative zu einer invasiven Diagnostik) erkannt werden, falls charakteristische, aber nicht obligatorisch vorhandene Hinweiszeichen nachzuweisen sind. In diesem Fall ist Anlass zu einer invasiven Diagnostik gegeben.

Die Möglichkeiten und Grenzen der Ultraschalldiagnostik habe ich zur Kenntnis genommen.

______________________	______________________
Ort, Datum	**Unterschrift der Patientin**

Zusätzliche Anmerkungen und Empfehlungen:

____

____

Erstfassung	2004
Überarbeitung	2008
Beteiligte Fachgesellschaften, Arbeitsgemeinschaften und Organisationen	Deutsche Gesellschaft für Gynäkologie und Geburtshilfe · Arbeitsgemeinschaft Medizinrecht
Autoren	Überarbeitung bestätigt durch alle Mitglieder der AG Medizinrecht (s. S. 5)
Anmerkungen	S1-Leitlinie

DGGG Leitlinienregister 2008	4	Medizinrecht
	4.4	Pränatal- und Geburtsmedizin
	4.4.3	Empfehlungen zur Zusammenarbeit von Arzt und Hebamme in der Geburtshilfe
AWMF Leitlinienregister	015/030 (S1)	

Deutsche Gesellschaft für Gynäkologie und Geburtshilfe (DGGG),
Arbeitsgemeinschaft Medizinrecht (AGMedR)

Empfehlungen zur Zusammenarbeit von Arzt und Hebamme in der Geburtshilfe

Inhaltsverzeichnis

1 Vorbemerkung

Ärzte (Ärztinnen) und Hebammen (Entbindungspfleger) haben als Angehörige unterschiedlicher, aber gleichermaßen wichtiger Heilberufe in der Geburtshilfe ihren Beitrag zu der Spitzenstellung geleistet, die die deutsche Geburtsmedizin im Weltvergleich heute erreicht hat. Die Schwangere selbst entscheidet darüber, ob sie die Geburtshilfe einer freiberuflich tätigen Hebamme oder ärztliche Geburtshilfe in Anspruch nehmen will. Im ersten Fall besitzt die Hebamme die Erstkompetenz, die jedoch ihre Grenze findet, sobald sich Komplikationen abzeichnen, zu deren Beherrschung ärztliche Hilfe nötig ist. Diese Grenze zu erkennen, gehört zu den besonders verantwortungsvollen Aufgaben der Hebamme. Im zweiten Fall liegt die Erstkompetenz beim Arzt, der darüber befindet, in welchem Umfang er bestimmte Aufgaben der Geburtshilfe durch eine sinnvolle, an Leistungsvermögen und Berufserfahrung orientierte Arbeitsteilung selbst wahrnimmt oder der Hebamme überlässt. Auch die Kassenpatientin hat nach §§ 195, 196 RVO das Recht, ärztliche Geburtshilfe in Anspruch zu nehmen, und zwar auch dann, wenn nichts auf eine Risikogeburt hinweist. Weit über 90% aller Schwangeren machen von dieser Möglichkeit Gebrauch, zumeist im Wege stationärer Entbindung, weil diese in der Regel das wünschenswerte Höchstmaß an Sicherheit bietet. Aber gerade auch bei der klinischen Geburtshilfe ist die Mitarbeit der Hebamme unverzichtbar.

So sind sowohl im klinischen als auch im außerklinischen Bereich Ärzte und Hebammen auf Zusammenarbeit angewiesen. Dabei können Rechtsfragen auftauchen, in welchem Umfang jede Seite zur Tätigkeit berechtigt und verpflichtet ist, wie die Aufgaben- und Verantwortungsbereiche gegeneinander abzugrenzen sind und inwieweit Weisungsrechte und Abhängigkeiten bestehen, also von vertikaler oder horizontaler Arbeitsteilung auszugehen ist.

Die folgenden Empfehlungen und Hinweise sollen zur Klärung solcher Rechtsfragen in der Praxis beitragen.

2 Die ärztliche Beratung während der Schwangerschaft

Wie die Arbeitsgemeinschaft Medizinrecht (AGMedR) bereits in ihren Empfehlungen zu den ärztlichen Beratungs- und Aufklärungspflichten während der Schwangerenbetreuung und bei der Geburtshilfe im Einzelnen ausgeführt hat, gehört es zu den ärztlichen Pflichten bei der Schwangerenberatung, mit der Patientin rechtzeitig zu besprechen, wo und von wem Geburtshilfe geleistet werden soll. Will sich die Schwangere zur Hausgeburt oder Entbindung in einem Geburtshaus entschließen, muss sie wissen, dass sie damit gewisse Risiken für sich und ihr Kind eingeht, weil die Kompetenz der freiberuflich tätigen Hebamme trotz guter Ausbildung und auch bei reicher Berufserfahrung endet, sobald gewisse Komplikationen im Geburtsverlauf auftreten. Deshalb darf der

Hinweis nicht fehlen, dass auch nach problemlosem Verlauf der Schwangerschaft unter der Geburt unvorhergesehene Komplikationen auftreten können, die schnelle ärztliche Hilfe und womöglich auch operative Eingriffe erfordern, eine hierfür nötige Verlegung ins Krankenhaus in einem fortgeschrittenen Stadium dann aber nicht mehr oder nur noch mit erheblichen Risiken für Mutter und Kind möglich ist.

Zeichnet sich bereits eine Risikogeburt ab, ist der Schwangeren unbedingt eine Versorgungsstufe vorzuschlagen, in der ärztliche Geburtshilfe, auch in Gestalt operativer Eingriffe, sowie notfalls sofortige kinderärztliche Anschlussbehandlung gewährleistet sind. Bei entsprechenden Risiken ist entsprechend den Vorgaben des G-BA (Gemeinsamer Bundesausschuss) auf die zuständigen klinischen Einheiten zu verweisen. Will die Schwangere diesem Rat nicht folgen, ist ihr das damit für sie selbst und ihr Kind eingegangene Risiko eindringlich deutlich zu machen und dieser Hinweis zu dokumentieren, am besten auch im Mutterpass.

3 Die einzelnen Entbindungsstätten und Versorgungsstufen

3.1 Hausgeburt und Entbindung im Geburtshaus

Auf dieser Versorgungsstufe werden in der Regel zunächst nur frei praktizierende Hebammen tätig. Ihre Arbeit ist in den meisten Bundesländern in den letzten Jahren in Hebammenberufsordnungen näher geregelt worden, die in der Form von Rechts- oder Verwaltungsvorschriften ergangen sind. Bei dieser Rechtsetzung haben die Länder europarechtliche Vorgaben, namentlich die Richtlinie des Rates 80/150/EWG vom 21.1.1980, zu beachten. Artikel 4 dieser Richtlinie enthält den Auftrag an die Mitgliedstaaten, dafür Sorge zu tragen, dass Hebammen die in dieser Vorschrift aufgeführten Aufgaben grundsätzlich in eigener Verantwortung erfüllen können. Die Hebammenberufsordnungen, die sich an dieser Richtlinie orientieren, weichen zwar in Einzelheiten voneinander ab, stimmen aber im Wesentlichen darin überein, dass die Hebamme auf Regelwidrigkeiten und Risikofaktoren zu achten und ggf. für Zuziehung des Arztes oder Einweisung ins Krankenhaus zu sorgen hat.

In der Regel liegt in der Wahl dieser Entbindungsstätte jedoch der Verzicht auf jederzeit präsente ärztliche Geburtshilfe. Freiberuflich tätige Hebammen können zwar mit niedergelassenen Frauenärzten eine ständige Kooperation vereinbaren, um im Bedarfsfall schnell auf die Hilfe eines bestimmten Arztes zurückgreifen zu können. Es besteht jedoch keine ärztliche Berufspflicht, sich auf eine solche auf Dauer angelegte Zusammenarbeit einzulassen. Findet der Arzt sich hierzu bereit, sollten klare und schriftlich niedergelegte Absprachen darüber getroffen werden,

- in welcher Situation der Arzt zu benachrichtigen ist und zu erscheinen hat,
- welche Tätigkeiten der Geburtshilfe der Hebamme auch in diesem Fall verbleiben,
- inwieweit sie bereit ist, sich den Weisungen des Arztes zu unterwerfen und als dessen Gehilfin tätig zu werden, und
- wem die Dokumentation des Geburtsverlaufs obliegt.

Der Arzt sollte wissen, dass er bei solcher Kooperation seine ständige Erreichbarkeit und rasche Präsenz gewährleisten muss, dabei auch Beeinträchtigungen seiner Sprechstunde in Kauf zu nehmen und bei jeder Abwesenheit für Vertretung zu sorgen hat. Er muss ferner eine Zusammenarbeit mit einer geburtshilflichen Abteilung sicherstellen und darauf achten, dass diese Form regelmäßiger aktiver ambulanter Geburtshilfe von seiner Haftpflichtversicherung gedeckt ist.

Wo Absprachen über eine solche Zusammenarbeit fehlen, ist der niedergelassene Arzt – außerhalb seiner Teilnahme am allgemeinen Notfalldienst – nur aufgrund seiner allgemeinen Hilfeleistungspflicht gehalten, in Notfällen die ihm mögliche und ohne Verletzung anderer wichtiger Pflichten zumutbare Hilfe außerhalb seiner Praxisräume zu leisten. Für eine solche nur vereinzelt in Notfällen geleistete Geburtshilfe benötigt der Arzt, der sonst keine Geburtshilfe leistet, keine diese Tätigkeit besonders abdeckende Haftpflichtversicherung.

Niemals darf der Arzt im Notfall seine Hilfe mit der Begründung verweigern, die Hebamme oder auch die Schwangere selbst hätten die Notsituation verschuldet oder es seien bereits schwere Fehler bei der Geburtshilfe begangen worden. Für Fehler, die vor seiner Zuziehung gemacht worden sind, hat der Arzt nicht einzustehen, weil die Hebamme insoweit nicht als seine Gehilfin tätig geworden ist. Zu seinem Schutz sollte er jedoch den vorgefundenen Zustand genau dokumentieren, um die Grenze seiner beginnenden Verantwortung klar zu markieren, und diese Aufzeichnung nach Möglichkeit von der Hebamme mit unterzeichnen lassen.

Klinikärzte, die nicht als Notärzte eingesetzt sind, dürfen während ihres Dienstes oder Bereitschaftsdienstes auch in Notfällen grundsätzlich nicht außerhalb des Krankenhauses ärztlich tätig werden, weil sie damit ihre dem Krankenhaus gegenüber bestehende Präsenzpflicht verletzen würden. Selbst ein in der Nähe eines Krankenhauses eingerichtetes Geburtshaus darf deshalb nicht damit rechnen und schon gar nicht damit werben, dass ihm im Notfall von Seiten des Krankenhauses schnelle ärztliche Hilfe zuteil werden kann.

3.2 Praxisgeburt

Entscheidet sich die Schwangere für die Entbindung in der Praxis eines niedergelassenen Frauenarztes, hat sie Anspruch auf den Standard einer fachärztlich geleisteten ambulanten Geburtshilfe. Der Arzt hat nach § 4, Abs. 1, Satz 2 HebG die Pflicht, für die

Zuziehung einer Hebamme zu sorgen. Er kann sich der Mitwirkung einer bei ihm fest angestellten Hebamme, aber auch einer von Fall zu Fall zugezogenen freiberuflich tätigen Hebamme bedienen, auf deren Auswahl die Schwangere Einfluss nehmen kann.

Im ersten Fall haftet der Arzt für Fehler, die die Hebamme als seine Gehilfin begeht. Aber auch im zweiten Fall hat er für die Fehler der Hebamme einzustehen, soweit sie nach seinen Weisungen und als seine Gehilfin tätig wird.

Bedient sich der Arzt bei der Geburtshilfe statt einer Hebamme nur der Mitwirkung einer Arzthelferin und kommen Mutter oder Kind bei der Geburt zu Schaden, muss der Arzt unter Umständen mit einer Umkehr der Beweislast rechnen. In diesem Fall müsste er beweisen, dass der Schaden auch bei Mitwirkung einer Hebamme nicht zu vermeiden gewesen wäre.

Schäden, die daraus erwachsen, dass eine Risikogeburt nicht rechtzeitig erkannt und die Schwangere deshalb nicht oder nicht rechtzeitig ins Krankenhaus verlegt worden ist, in der Praxis operative Eingriffe unter unzulänglichen Bedingungen vorgenommen worden sind oder zur Versorgung des Neugeborenen nicht rechtzeitig ein Pädiater zugezogen worden ist, gehen unter dem rechtlichen Gesichtspunkt des Übernahmeverschuldens zu Lasten des für die Praxisgeburt verantwortlichen niedergelassenen Arztes.

Anders als bei der Hausgeburt und Entbindung im Geburtshaus trägt bei der Praxisgeburt der Arzt die Verantwortung für eine gehörige Dokumentation des Geburtsverlaufs, mag er sie im Einzelnen auch einer Hebamme überlassen können[1].

3.3 Entbindung im Belegkrankenhaus oder in der Belegabteilung einer Vollanstalt

Hier müssen verschiedene Vertragsgestaltungen unterschieden werden.

3.3.1 Vertrag mit Beleghebamme

In den (seltenen) Fällen, in denen die Schwangere nur in Vertragsbeziehungen zu einer Beleghebamme tritt, ist die rechtliche Situation ähnlich einer Hausgeburt, freilich mit dem Unterschied, dass die Entbindung im Krankenhaus stattfindet, also unter besseren Arbeitsbedingungen und schneller erreichbarer ärztlicher Hilfe. Die Schwangere hat jedoch nur Anspruch auf den Standard einer (Beleg-)Hebammen-Geburtshilfe. Wird ärztliche Hilfe notwendig, gelten die Ausführungen zu 3.1 entsprechend. Erst wenn der Arzt

1 Vgl. Empfehlungen zur Dokumentation der Geburt – Das Partogramm. S. 99–106 im vorliegenden Band.

wirklich zugezogen wird, entstehen auch zu ihm Vertragsbeziehungen und setzt seine Verantwortung ein.

Bei der Gestaltung des Beleghebammenvertrags ist darauf zu achten, dass die im Krankenhaus geltenden Organisationsstatuten und Dienstanweisungen in den Vertrag mit einbezogen werden (zum Organisationsstatut siehe unter 4.).

3.3.2 Vertrag mit Belegarzt

Weit häufiger tritt die Schwangere, die in einem Belegkrankenhaus oder einer Belegabteilung entbunden werden will, von vornherein in Vertragsbeziehungen zum Belegarzt, der sie in der Regel schon während der Schwangerschaft betreut und zur Entbindung stationär aufnimmt. Wie bei der Praxisgeburt (siehe oben 3.2) hat der Belegarzt dafür Sorge zu tragen, dass eine Hebamme zugezogen wird. Auch hier kann er sich entweder einer (von ihm allein oder gemeinsam mit anderen Belegärzten) fest angestellten Hebamme oder einer von Fall zu Fall zugezogenen freiberuflich tätigen Hebamme bedienen. Er kann auch auf Anstaltshebammen des Krankenhauses zurückgreifen. Nur in diesem Fall kommt bei Fehlern der Anstaltshebamme auch eine Haftung des Krankenhausträgers in Betracht. In den anderen Fällen gelten dieselben Haftungsregeln wie bei der Praxisgeburt.

Beim Vertrag mit einem Belegarzt will die Schwangere den fachärztlichen Standard klinischer Geburtshilfe in Anspruch nehmen. Um diesen zu gewährleisten, gehört es zu den Aufgaben und Befugnissen des die Belegabteilung leitenden Arztes, die Zusammenarbeit mit der Hebamme zu regeln, und zwar durch den Vertrag, durch den einer freiberuflich tätigen Hebamme die Arbeit in der Belegabteilung gestattet wird, im Übrigen durch Organisationsstatut (Dienstanweisung). Insoweit gelten die Ausführungen zu 3.4 entsprechend.

3.4 Entbindung im Krankenhaus (Vollanstalt)

Begibt sich die Schwangere zur Entbindung in ein Krankenhaus, hat sie Anspruch auf den Standard einer fachärztlich geleiteten klinischen Geburtshilfe, und zwar differenziert danach, ob es sich um ein Haus der Grund- und Regelversorgung, ein Schwerpunktkrankenhaus oder ein Haus der Maximalversorgung handelt. Falls sie nicht ausdrücklich darauf verzichtet, darf sie erwarten, dass die Geburt von einem bestimmten Stadium an unter der Leitung und Verantwortung eines Arztes stattfindet.

Die Arbeit der Hebammen wird in Vollanstalten in der Regel von Anstaltshebammen wahrgenommen. Jedoch kann auch freiberuflich tätigen Hebammen die Mitarbeit im Krankenhaus vertraglich gestattet werden. Gleichgültig, ob die fest angestellten Hebammen der Pflegedienstleitung oder einer anderen Stelle oder Person unterstellt sind, hat in jedem Fall der die Geburtshilfeabteilung leitende Arzt die Aufgabe, über den Einsatz seiner Ärzte und Hebammen zu bestimmen, ihnen ihre Aufgaben- und Verantwortungsbereiche zuzuweisen und für eine sinnvolle Arbeitsteilung zu sorgen. Er ist dabei nicht an Artikel 4 der oben genannten Richtlinie 80/150/ EWG gebunden. Wenn die Schwangere mit dem Aufsuchen eines Krankenhauses ärztliche Geburtshilfe in Anspruch nimmt, ist es Ausfluss der Organisationsgewalt und des Weisungsrechts des Chefarztes, näher zu bestimmen, welche Aufgaben bei der Geburtshilfe den ärztlichen Mitarbeitern vorbehalten bleiben und welche von den Hebammen und dem nichtärztlichen Pflegepersonal wahrzunehmen sind.

Das gilt im Übrigen nicht nur für Anstaltshebammen. Soweit freiberuflich tätigen Hebammen eine Mitarbeit im Krankenhaus gestattet wird, muss mit ihnen vertraglich vereinbart werden, dass sie ebenso wie die Anstaltshebammen der Organisationsgewalt und dem Weisungsrecht des Chefarztes unterliegen.

Hierzu ein Urteil des OLG Köln, in dem es heißt:

„Wer sich zur Entbindung in eine voll ausgestattete und auf Geburten spezialisierte Klinik begibt, möchte auch dann nicht auf eine umfassende ärztliche Betreuung im Rahmen eines totalen Krankenhausvertrags verzichten, wenn er eine externe Hebamme zur Geburt mitbringen will (Rn 41).

Der Krankenhausträger muss bereits beim Besichtigungstermin klarstellen, dass er bei Einschaltung einer externen Hebamme die medizinische Verantwortung zur Geburtsleitung ausschließlich bei dieser sehen will (Rn. 42).

Gestattet der Krankenhausträger einer Gebärenden aktiv durch Vorhalten entsprechender Listen, eine freiberufliche Hebamme hinzuzuziehen, ist ein dieser unterlaufener Behandlungsfehler ihr zuzurechnen, denn diese übernimmt die Geburtsleitung als Erfüllungsgehilfin innerhalb der übergeordneten Kompetenz des leitenden Arztes (Rn. 54).

Unklarheiten über Art und Umfang der Pflichten des krankenhausärztlichen Personals und der externen Hebammen gehen zu Lasten des Krankenhausträgers (Rn. 55).“
(OLG Köln 5. Zivilsenat; Entscheidungsdatum 31.1.2005 AZ: 5 U 130/01).

Für das Organisationsstatut einer geburtshilflichen Abteilung kommen besonders folgende Punkte in Betracht.

Es empfiehlt sich die Anordnung, dass von der Aufnahme einer Schwangeren zur Entbindung ein Arzt der gynäkologischen Abteilung unterrichtet wird und er die Schwangere in angemessenem zeitlichem Intervall selbst sieht. Zusätzlich sollte eindeutig bestimmt sein, ab wann der Arzt auch bei normalem Geburtsverlauf ununterbrochen anwesend zu sein hat. Hierfür bietet sich spätestens der Beginn der Pressperiode an.

Bis zu diesem Zeitpunkt entspricht es bewährter Übung, dass die Hebamme die Schwangere in eigener Verantwortung, wenn auch als Erfüllungs- und Verrichtungsgehilfin des Arztes, betreut. Dazu gehören insbesondere die Vorbereitung auf die Geburt, ein Entspannungsbad, das Anlegen eines CTG sowie dessen laufende Kontrolle und generell die Beobachtung der Schwangeren. Ob auch die Aufnahmeuntersuchung von der Hebamme durchgeführt werden darf, ist im Hinblick auf ein ablehnendes Urteil des OLG Stuttgart strittig. Sachverständig beraten vertritt dieses Gericht die Auffassung, dass die Aufnahmeuntersuchung stets durch einen Arzt der geburtshilflichen Abteilung vorzunehmen sei. Die Mitglieder der Arbeitsgemeinschaft für Medizinrecht teilen in Übereinstimmung mit dem Vorstand der Deutschen Gesellschaft für Gynäkologie und Geburtshilfe diese Auffassung nicht, denn die in vielen geburtshilflichen Abteilungen gelebte Übung, die Berufsordnungen für Hebammen und deren durch ein Staatsexamen abgeschlossene Ausbildung implizieren eben gerade die Delegationsfähigkeit der Aufnahmeuntersuchung. Dies findet seine Parallele in der Überwachung des normalen Geburtsverlaufs, die unstreitig durch Hebammen erfolgen kann.

Diese Aussage gilt allerdings nur für die Kreißsaal-Aufnahme einer risikofreien Gebärenden mit voraussichtlich normalem Geburtsverlauf. In Fall einer Gebärenden mit Schwangerschafts- oder Geburtsrisiken ist der Arzt unverzüglich zu informieren. Im Übrigen ist eine Information des in der geburtshilflichen Abteilung tätigen Arztes in einer der klinischen Situation angemessenen Frist über die erfolgte Aufnahme der Gebärenden obligat.

Ebenso obliegen der Hebamme nach der Geburt die Versorgung des Neugeborenen und die Beobachtung des Wochenbettverlaufs. Das alles bedarf meist keiner besonderen Regelung. Wohl aber empfehlen sich klare Bestimmungen darüber, ob der Hebamme z. B. ohne ärztliche Verordnung die Verabreichung oder Injektion betäubungsmittelfreier krampflösender oder schmerzstillender Medikamente, von Wehenmitteln oder Mutterkornpräparaten, von wehenhemmenden Mitteln oder Lokalanästhetika, das Anlegen der Elektrode am kindlichen Kopf, das Legen eines Intrauterinkatheters, eine Episiotomie sowie die Naht eines Dammschnittes oder Dammrisses, die manuelle Lösung der Plazenta und die manuelle Nachuntersuchung der Gebärmutter überlassen sind. Auch wenn die Hebammenordnungen einzelner Länder in unterschiedlicher Weise diese Tätigkeiten der Hebammen unter bestimmten Voraussetzungen gestatten, ist es zulässig und oft ratsam, bei der klinischen Geburtshilfe einen entsprechenden Arztvorbehalt auszusprechen.

Besonders wichtig und oft regelungsbedürftig ist jedoch, auf welche Risikofaktoren die Hebamme zu achten und wann sie unabhängig vom Geburtsfortschritt den Arzt zu benachrichtigen und dieser zu erscheinen hat. Arzt und Hebammen müssen wissen, dass hier der meiste Konfliktstoff liegt und Fehler in diesem Bereich am häufigsten zur Haftung mit weit reichenden Folgen führen. Je größer das Krankenhaus, desto dringender ist es, hier ein Risikomanagement zu entwickeln, das die unverzügliche Präsenz nicht eines Arztes schlechthin, sondern eines geburtshilflich erfahrenen Arztes oder sogar des Oberarztes sicherstellt.

Zur Aufzählung solcher Facharzt- oder Oberarztindikationen im Organisationsstatut kommen namentlich in Betracht (wobei zwischen absoluter und relativer Indikation unterschieden werden kann):

a. nicht normales CTG,
b. pathologische MBU (pH-Wert < 7,20),
c. Blutungen unter der Geburt,
d. Nabelschnurvorfall,
e. Lageanomalien (Beckenendlage, Querlage, Schräglage, Schulterdystokie[2]),
f. Mehrlinge,
g. drohende Frühgeburt vor der 32. SSW,
h. vorzeitiger Blasensprung,
i. grünes oder blutiges Fruchtwasser,
j. Erstgebärende über 40 Jahre oder vorangegangene Geburt eines toten oder geschädigten Kindes,
k. ernste mütterliche Erkrankungen (z. B. insulinpflichtiger Diabetes mellitus, Eklampsie, Herzkrankheiten, Hypertonie, Herpesinfektion, HIV),
l. Verdacht auf HELLP-Syndrom, Amnioninfektionssyndrom (Fieber der Mutter, Tachykardie des Fetus),
m. Zustand nach Uterusoperation (inkl. Sectio),
n. protrahierter Geburtsverlauf,
o. Geburtseinleitung (Prostaglandingaben),
p. operativer Eingriff (Vakuumextraktion, Zangengeburt, Sectio),
q. Versorgung von Dammrissen 3. Grades (DR III),
r. unvollständige Plazenta, Störungen oder stärkere Blutungen (> 500 ml) in der Nachgeburtsperiode.

Schließlich sollte jede Rückverlegung einer unentbundenen Schwangeren aus dem Kreißsaal auf die Station von der Entscheidung eines geburtshilflich erfahrenen Arztes abhängig gemacht werden.

Diese Empfehlungen bedeuten nicht, dass alle hier erwähnten Punkte zum Gegenstand ausdrücklicher und schriftlicher Dienstanweisungen gemacht werden müssen. Je überschaubarer die Verhältnisse, je geringer die Personalfluktuation, je länger die Zusammenarbeit eingespielt und je besser Leistungsvermögen und Berufserfahrung der Hebamme vom Chefarzt zu beurteilen sind, desto eher wird sich dieser auf knappe, womöglich nur mündlich erteilte Anweisungen beschränken können. Die Erfahrung lehrt jedoch, dass

2 Empfehlungen zur Schulterdystokie – Erkennung, Prävention, Management. Frauenarzt 1998; 39 (9): 1369–1370.

jedenfalls auf größeren Stationen ein eindeutiges Organisationsstatut am besten geeignet ist, Zwischenfälle und Schäden abzuwenden und die Verantwortlichen vor dem Vorwurf verletzter Organisations- und Aufsichtspflichten zu bewahren.

4 Allgemeine Grundsätze der Zusammenarbeit

Die Rechtsprechung geht von dem Grundsatz aus, dass der Arzt (spätestens) mit seinem Erscheinen und namentlich mit seiner Eingangsuntersuchung die Geburtsleitung übernimmt, gegenüber der Hebamme weisungsberechtigt wird und sie unter Umständen von diesem Zeitpunkt an auch während vorübergehender Abwesenheit des Arztes als seine Gehilfin tätig ist. Gerade jüngere Ärzte, die noch nicht den Facharztstatus besitzen, werden jedoch vielfach an praktischer Berufserfahrung der Hebamme unterlegen sein und sollten deshalb von einem formalen Weisungsrecht nur mit größter Zurückhaltung Gebrauch machen.

Im Übrigen muss jeder Arzt wissen, dass unabhängig davon, ob eine horizontale oder vertikale Arbeitsteilung anzunehmen ist, die Hebamme nicht nur das Recht, sondern sogar die Pflicht hat, Bedenken gegen ärztliche Anordnungen oder Tätigkeiten zu erheben, wenn hiermit nach ihrer Überzeugung Gefahren für die Mutter oder das Kind verbunden sein können.

Jede Arbeitsteilung zwischen Arzt und Hebamme sollte die umfassende Berufsausbildung der Hebammen und ihre häufig erworbene praktische Berufserfahrung berücksichtigen und sie bei aller Weisungsgebundenheit nicht auf den Status eines Heilhilfsberufs herabsetzen.

Schließlich ist zu bedenken, dass sich auch bei der klinischen Geburt die Schwangere in aller Regel längere Zeit unter der Betreuung der Hebamme als der des Arztes befindet und sich dadurch meist eine stärkere Beziehung zur Hebamme als zum Arzt entwickelt. Deshalb ist unbedingt darauf zu achten, dass nicht Schichtwechsel oder allzu formal gehandhabte Arbeitszeitvorschriften noch in der Austreibungsperiode zu einem Wechsel dieser Bezugsperson führen.

Erstfassung	1999
Überarbeitung	2008
Beteiligte Fachgesellschaften, Arbeitsgemeinschaften und Organisationen	Deutsche Gesellschaft für Gynäkologie und Geburtshilfe • Arbeitsgemeinschaft Medizinrecht
Autoren	Überarbeitung bestätigt durch alle Mitglieder der AG Medizinrecht (s. S. 5)
Anmerkungen	S1-Leitlinie

DGGG Leitlinienregister 2008	4	Medizinrecht
	4.4	Pränatal- und Geburtsmedizin
	4.4.4	Empfehlungen zur Dokumentation der Geburt – Das Partogramm
AWMF Leitlinienregister	015/017 (S1)	

Deutsche Gesellschaft für Gynäkologie und Geburtshilfe (DGGG),
Arbeitsgemeinschaft Medizinrecht (AGMedR)

Empfehlungen zur Dokumentation der Geburt – Das Partogramm

Inhaltsverzeichnis

1 Einleitung

Die Problematik der Geburtsdokumentation wird häufig unterschätzt. Nicht selten ist es für den Sachverständigen unmöglich, den Geburtsverlauf zu beurteilen, z.T. aufgrund elementarer Mängel, die leicht vermeidbar gewesen wären. Die Notwendigkeit einer sorgfältigen Dokumentation der Geburt kann nicht genug hervorgehoben werden. In vielen Fällen hat ausschließlich eine mangelhafte Dokumentation durch Umkehr der Beweislast zum ungünstigen Ausgang des Haftpflichtverfahrens geführt. Diese Tatsache war Anlass für die Arbeitsgemeinschaft Medizinrecht, Empfehlungen für die Dokumentation der Geburt zu erarbeiten und in der Überarbeitung besonders auf die Bedeutung dieser Dokumentation hinzuweisen, denn es gilt in der Regel: „Was nicht dokumentiert ist, hat nicht stattgefunden."

Das Partogramm behandelt innerhalb der Gesamtdokumentation den Zeitraum der Geburt. Es entspricht in seiner Bedeutung einem OP-Bericht und soll den Geburtsverlauf so darstellen, dass auch dem fachkundigen Dritten eine Beurteilung über handelnde Personen, Zeiten, Maßnahmen, Beobachtungen und in besonderen Fällen anderen Überlegungen möglich ist.

Insgesamt hat die Dokumentation – auch des Geburtsverlaufs – heute folgende Aufgaben:

- Instrument zur chronologischen und graphischen Darstellung des Geburtsverlaufs,
- Gedächtnisstütze für den behandelnden Arzt,
- Information mit- und nachbehandelnder Ärzte, Hebammen und Pflegekräfte,
- Information der Patientin.

Nicht zwingend erforderlich, aber zweckmäßig und sinnvoll ist die Dokumentation zur Information Dritter (Qualitätssicherung, Gutachter, Gericht, Krankenkassen).

Um den beteiligten und neu hinzukommenden Hebammen und Ärzten eine rasche und übersichtliche Information über Besonderheiten der Vorgeschichte und den aktuellen Geburtsverlauf zu vermitteln, sollte das Partogramm enthalten:

1. Vermittlung einer aktuellen und übersichtlichen Information über die Besonderheiten der Anamnese und jetzigen Schwangerschaft,
2. Information über Verlauf und Stand der Geburt.

Es wird ergänzt durch

- das CTG,
- evtl. durch OP-Berichte,
- durch Eingaben in das klinikübliche Programm der Qualitätssicherung.

Dabei wird der Zustand von Mutter und Kind post partum nach den Regeln der gesetzlichen Qualitätssicherungsmaßnahmen erfasst.

Zusätzlich werden weitere Maßnahmen wie die Aufklärung über geburtshilfliche Operationen und die PDA, eine eventuelle Blenorrhoe-Prophylaxe, die Konakion-Gabe etc. dokumentiert.

Für die Betreuung des Neugeborenen post partum gelten die entsprechenden Leitlinien (siehe www.AWMF.de/Leitlinien).

2 Wichtige Merksätze zur Dokumentation der Geburt

Das Partogramm entspricht in seiner Bedeutung einem Operationsbericht. Es soll den Geburtsverlauf so darstellen, dass auch dem fachkundigen Dritten eine Beurteilung möglich ist.

Nicht nur die geburtshilfliche Operation, sondern auch die Nichtdurchführung eines zwar erwogenen, aber schließlich doch nicht durchgeführten Eingriffes und die Gründe hierfür sollten dokumentiert werden.

Im Falle geburtshilflicher Operationen ist zu empfehlen, handelnde Personen, Maßnahmen und Uhrzeiten sorgfältig und besonders ausführlich zu dokumentieren. So genügt der pauschale Eintrag „schwere Schulterentwicklung" bei einer Schulterdystokie keinesfalls und führt häufig zu Missverständnissen. Sie hierzu die Leitlinie der AG Medizinrecht zur Schulterdystokie!

3 CTG

Jedes CTG soll vom Arzt abgezeichnet werden.

Der Arzt soll sich auf eine Diagnose festlegen – am besten nach dem FIGO-Score:

- „pathologisch",
- „suspekt",
- „unauffällig",
- „Wiederholung" (wenn technisch mangelhaft).

Jedes CTG muss mit Namen der Patientin, Datum und Uhrzeit versehen werden.

4 Zusammenfassende Beurteilung des Neugeborenen

- Apgar-Wert, pH, Gewicht, Länge, Kopfumfang,
- U1,
- Besonderheiten,
- evtl. Verlegung.

Das Geburtsprotokoll sollte zur Vermeidung widersprüchlicher Eintragungen abgeglichen und von Hebamme und Arzt unterschrieben werden!

5 Digitale Speicherung

Ein elektronisches papierloses Dokumentationssystem muss so eingerichtet sein, dass

- die Daten mit den schriftlichen Aufzeichnungen und Registrierungen übereinstimmen, wenn sie lesbar gemacht werden[1],
- während der Dauer der Aufbewahrungsfrist (10 Jahre) verfügbar sind und jederzeit in angemessener Zeit lesbar gemacht werden können,
- jede Eingabe die Feststellung von Datum, Uhrzeit und Angaben zur eingebenden Person ermöglicht,
- spurlose nachträgliche Änderungen auszuschließen sind.

Das Problem EDV-gestützter Dokumentation liegt

- in der im allgemeinen noch üblichen nachträglichen Manipulierbarkeit,
- in der fraglichen Reproduzierbarkeit: Es muss bezweifelt werden, dass zukünftige Lesegeräte in der Lage sein werden, Daten zu lesen, die vor mehreren Jahren abgespeichert wurden.

Digital erstellte Daten sollten daher zeitnah an die Eingabe ausgedruckt und handschriftlich abgezeichnet werden. Dadurch entstehen im Sinne der Rechtsprechung Urkunden, denen die Vermutung der Vollständigkeit und Richtigkeit zukommt. Im Gegensatz dazu ist eine ausschließlich digitale Speicherung von geringerem Beweiswert.

---

1 Zur Erläuterung: In Anlehnung an die Formulierungen in der Röntgenverordnung (§ 28, Abs. 3, 5 und 6).

Tab. 1: Besonderheiten der Anamnese und jetzigen Schwangerschaft.

Notwendige Stammdaten der Patientin	Name, Geburtsdatum, Wohnort, Ansprechpartner in Notfällen, Religion, Krankenkasse
Synopsis früherer Schwangerschaften	Anzahl der Schwangerschaften, Fehlgeburten, EUG, Mole, Geburten mit Angabe des Jahres, relevante Voroperationen
	Tragzeit, Geburtsmodus, Geburtsverlauf, Kindsgewicht, „schwere oder lange“ Geburt, Zustand des Kindes, Geburtsverletzungen, sonstige Besonderheiten
	Pathologie der Schwangerschaft, der Nachgeburtsperiode oder des Wochenbetts
Besonderheiten der jetzigen Schwangerschaft	z.B. Frühgeburt, Hypertonie, Diabetes, Rh-Inkompatibilität, fetale Retardierung, Einnahme von Medikamenten, Drogen, Nikotin etc.
Angaben zum Geburtstermin	errechneter Termin korrigierter Termin Tragzeit bei Kreißsaaleintritt
Angaben zum Geburtsbeginn	Zeitpunkt des Wehenbeginns Blasensprung? Fruchtwasserfarbe?
Wichtige serologische Angaben	Blutgruppe, Rh-Faktor, Infektionen (z.B. beta-hämolysierende Streptokokken nachgewiesen?), Allergien
Angaben zur Krankenhaus- und Kreißsaalaufnahme und zur Erstuntersuchung	Datum und Uhrzeit des Klinikeintritts Datum und Uhrzeit des Kreißsaaleintritts Datum und Uhrzeit der Erstuntersuchung Befunderhebung: • Wehentätigkeit, • Schmerzen, • Muttermundseröffnung, • Höhenstand des vorangehenden Teils, • Lage und Haltung des Kindes, ggf. Pfeilnaht, • geschätztes Kindsgewicht, • Fruchtblase, Fruchtwasser (Abgang, Farbe), • Aufnahme-CTG (normal, suspekt, pathologisch), • Blutdruck und Puls, ggf. Temperatur der Schwangeren

Tab. 2: Informationen über Verlauf und Stand der Geburt.

Dokumentation des Geburtsverlaufs		
In tabellarischer Form	Die Tabelle enthält Spalten für • Datum und Uhrzeit, • Befund/Anordnung/ Besonderheiten/Aufklärung • Unterschrift von Hebamme oder Arzt	Hier sind alle erhobenen **Befunde** zeitgerecht zu dokumentieren und durch Unterschrift zu bestätigen. Erfasst werden sollten auch **Anordnungen und Maßnahmen** wie • Verständigung des Arztes bzw. Oberarztes, • Eintreffzeit des Hinzugezogenen, Gabe von Medikamenten und Infusionen, • besondere Lagerung/Haltung der Gebärenden
CTG	Jeder CTG-Streifen ist mit Namen der Patientin, Datum und Uhrzeit zu versehen.	Die Zeitangaben des Kardiotokographen müssen mit der tatsächlichen Uhrzeit und allen anderen benutzten Uhren übereinstimmen. Die Eintragung von Befunden, Anordnungen und Maßnahmen auf dem CTG-Streifen gilt als Ersatz für Eintragungen im Partogramm.
Gesonderte Berichte	geburtshilfliche Operationen (auch Nichtdurchführung einer erwogenen Operation)	Im Geburtsbericht ist die geburtshilfliche Gesamtsituation zu beschreiben, die zur Operation bzw. deren Unterlassung führte. Es sind die Namen aller Beteiligten zu dokumentieren. Wichtig ist die sorgfältige Schilderung der Situation mit Angabe von Zeiten und Personen.
Das Partogramm sollte von Hebamme und Arzt unterschrieben werden.		

Partogramm

Kreißsaal - Frauenklinik .... Chefarzt:

Name	Ehemann	Krankenkasse	KH-Aufnahme
Geburtsdatum	Religion	einweis. Arzt	Kreißsaal-Eintritt
Adresse	Telefon		Kreißsaal-Austritt

ET	LP	gravida	para	Blutgruppe	Größe	Gewicht

frühere Schwangerschaften					
Jahr					
Tragzeit					
Abort / EUG / Mole					
Geburt					
Gewicht / KU					
Apgar					
sp/F/VE/S/MH					
geschädigtes / totes Kind					
„schwere" Geburt					
Sonstiges					
pathol. SS					
pathol. Nachgeburtsperiode					
pathol. Wochenbett					

jetzige Schwangerschaft

Risiko ja nein

besondere Befunde:

Beispiel für die Eintragung von Stammdaten und Anamnese

MM	VT	Blasensprung um Blasensprengung um	Aufnahme-CTG (Bewertung)

-4	9																							
-3	8																							
-2	7																							
-1	6																							
0	5																							
+1	4																							
+2	3																							
+3	2																							
+4	1																							

Beispiel für die Darstellung von Aufnahmebefund und Geburtsfortschritt

Datum / Uhrzeit	Befunde , Maßnahmen, Absprachen	Unterschrift

Blenorrhoe-Prophylaxe ☐ Konakiongabe ☐

Unterschrift: Arzt ____________ Hebamme ____________

Beispiel für die tabellarische Darstellung von Befunden, Maßnahmen, Anordnungen etc.

Erstfassung	1997
Überarbeitung	2008
Beteiligte Fachgesellschaften, Arbeitsgemeinschaften und Organisationen	Deutsche Gesellschaft für Gynäkologie und Geburtshilfe · Arbeitsgemeinschaft Medizinrecht
Autoren	Überarbeitung bestätigt durch alle Mitglieder der AG Medizinrecht (s. S. 5)
Anmerkungen	S1-Leitlinie

DGGG Leitlinienregister 2008	4	Medizinrecht
	4.4	Pränatal- und Geburtsmedizin
	4.4.5	Empfehlungen zur Schulterdystokie – Erkennung, Prävention und Management
AWMF Leitlinienregister	015/024 (S1)	

Deutsche Gesellschaft für Gynäkologie und Geburtshilfe (DGGG),
Arbeitsgemeinschaft Medizinrecht (AGMedR)

Empfehlungen zur Schulterdystokie

Erkennung, Prävention und Management

Inhaltsverzeichnis

1 Ziel

Die Schulterdystokie ist bei einer mittleren angenommenen Inzidenz von 0,5% (0,1–0,6%) ein seltenes, für die Geburtshilfe meist überraschendes Ereignis. Die hohe Rate insbesondere der neonatalen Morbidität mit fetaler Hypoxie sowie traumatischen Schädigungen des Plexus brachialis in 13% und Skelettverletzungen, besonders im Bereich der Klavikula, in 5–7% machen jedoch ein stringentes Management erforderlich (1, 9).

2 Vorgehen bei erkannter Schulterdystokie

Bei der Schulterdystokie muss zwischen dem hohen Schultergeradstand und dem tiefen Schulterquerstand unterschieden werden. Unter forensischen Aspekten ist nur der hohe Schultergeradstand bedeutsam, da es fast ausschließlich in dieser Situation zu Plexusschäden und anderen Komplikationen der Einklemmung kommt.

3 Diagnose

Geborener Kindskopf weicht in Vulva-Dammbereich zurück (Turtle-Phänomen) – trotz vorsichtiger Traktion am Kopf nach kaudal und dorsal kann die anteriore Schulter nicht entwickelt werden.

Alarmierung Facharzt, Anästhesist und erfahrene Hebamme!

4 Allgemeine Maßnahmen

- McRoberts-Manöver – mehrmaliges Überstrecken und Beugen der maternalen Beine in Kombination mit suprasymphysärem Druck (3),
- Abstellen eines evtl. laufenden Oxytocintropfes, Wehenhemmung mittels Tokolyse zur Vermeidung einer fortschreitenden Schulterverkeilung durch übermäßige Wehen, ggf. großzügige Erweiterung der Episiotomie.

5 Spezielle Maßnahmen

- Suprasymphysärer Druck mit der Faust bei gebeugten maternalen Beinen,
- Woods-Manöver – Eingehen der Hand zur Rotation der hinteren Schulter von der Brust (Analgesie erforderlich),
- Lösung des in Sakralhöhle stehenden hinteren Arms, modifiziert nach Schwenzer (12).

6 Ergebnisse

Aus der Literatur ist eine Reihe an geburtshilflichen Manövern zur Überwindung der Schulterdystokie ersichtlich. Betrachtet man die jeweiligen Maßnahmen im Hinblick auf ihre Erfolgsquoten sowie auf die neonatale und maternale Morbidität, so ist das Manöver nach McRoberts die Methode der ersten Wahl (1, 3, 4, 8, 9).

Die teilweise noch angegebene äußere Überdrehung des Kopfes wurde in den letzten zehn Jahren zunehmend kritisch diskutiert und kann jedenfalls heute nicht mehr empfohlen werden, da bei fixierter Schulter gerade dadurch die Überdehnung des Armplexus begünstigt wird. Es stehen schonendere und effizientere Methoden zur Überwindung der Schulterdystokie zur Verfügung.

Der Einsatz der Kristeller-Hilfe muss differenziert betrachtet werden: Bei noch fixierter Schulter ist die Anwendung streng kontraindiziert. Wenn die Schulter gelöst ist, kann es sinnvoll sein, die Rumpfentwicklung durch Druck auf den Fundus uteri zu unterstützen.

7 Risikofaktoren der Schulterdystokie

Als antepartuale Risikofaktoren gelten Z. n. Schulterdystokie, Makrosomie bei Diabetes mellitus, Übertragung, Adipositas der Mutter, exzessive Gewichtszunahme während der Schwangerschaft sowie Multiparität. Subpartual gehen eine verlängerte Austreibungsphase sowie ein vaginaloperativer Entbindungsmodus von Beckenmitte mit einer erhöhten Inzidenz für eine Schulterdystokie einher. Die meisten mit der Schulterdystokie assoziierten Risikofaktoren stehen jedoch in Beziehung zum fetalen Geburtsgewicht. Bei einem Geburtsgewicht von 4000 g liegt die Inzidenz der Schulterdystokie um 2%. Sie steigt bei 4500 g auf 10% und erreicht bei einem Gewicht von 5000 g ca. 40%.

Jedoch tritt mehr als die Hälfte aller Schulterdystokien bei einem Geburtsgewicht von unter 4000 g auf (5). Auch werden Schulterdystokien ohne Vorliegen eines einzigen Risikofaktors gesehen.

Nach Gross et al. und Sandmire wären zur Prävention von fünf Fällen von Schulterdystokie via Sectio bei einem Geburtsgewicht von 4500 g aufgrund von präpartalen ultrasonographischen Fehlschätzungen 132 zusätzliche Sectiones erforderlich (5, 11).

Bei Verdacht auf Makrosomie kann allerdings die vorzeitige Geburtseinleitung ab der abgeschlossenen 37. Schwangerschaftswoche erwogen werden (7). Im Einzelfall muss immer das Risiko einer fetalen Unreife gegen die Risiken abgewogen werden, die sich aus der Zunahme des fetalen Gewichts ergeben können.

Nach einer vorausgegangenen Schulterdystokie sollte aufgrund des Wiederholungsrisikos von 13,8% die primäre Sectio-Indikation großzügig gestellt werden (6). Entscheidet sich die Schwangere in dieser Situation für die vaginale Geburt, ist eine sorgfältige Dokumentation des Aufklärungsgesprächs notwendig

Auch bei Vorliegen einer sonstigen Risikokonstellation ist aus klinischer und forensischer Sicht eine Aufklärung der Patientin hinsichtlich ihres spezifischen Risikos für eine Schulterdystokie und deren Folgen, alternative Geburtsmodi und deren Komplikationen sowie über die erhöhte neonatale Morbidität bei vaginaler Entbindung notwendig.

Dabei ist nicht so sehr auf die Schulterdystokie als solche abzustellen, sondern vielmehr auf deren Folgen, insbesondere auf die kindliche Plexusparese, die das eigentliche zu vermeidende Risiko darstellt. Hierbei ist zu berücksichtigen, dass nur 10% der konnatalen Plexusschädigungen zu einer bleibenden Funktionseinschränkung führen und die Zahl der zusätzlichen Kaiserschnitte, die erforderlich wären, um eine Plexusschädigung zu vermeiden, auf 1800 bis 5400 geschätzt wird (10). Im Allgemeinen wird davon ausgegangen, dass eine alternative Aufklärung zum Kaiserschnitt bei einem erwarteten Kindsgewicht von ≥ 4500 g angemessen ist.

Die Einwilligung der Patientin in die gewählte Entbindungsmethode ist einzuholen, wenn eine Sectio wegen ernstzunehmender Gefahren für das Kind bei vaginaler Entwicklung zur echten Alternative geworden ist.

8 Forensische Aspekte der Schulterdystokie

Die juristischen Anforderungen an das klinische Vorgehen sowie an die Dokumentation bei eingetretener Schulterdystokie sollten Beachtung finden. Folgendes Vorgehen erscheint sinnvoll:

- generelles Vorliegen eines Risikomanagements,
- Diagnosestellung – Zeitpunkt,
- umgehende Alarmierung Facharzt, Anästhesist und erfahrene Hebamme,

- exakte zeitliche und inhaltliche Dokumentation, z.B. OP-Bericht über Kindslage, Geburtsablauf, sequenziell ergriffene Maßnahmen.

Alle ergriffenen Maßnahmen müssen chronologisch dokumentiert werden, auch müssen die Namen der aktiven Geburtshelfer mit den jeweilig unternommenen Maßnahmen festgehalten werden. Diese Dokumentation sollte von allen verantwortlichen Beteiligten (z. B. Arzt, Hebamme) gemeinsam unterschrieben werden, aber nur, soweit sie selbst die dokumentierten Tatsachen auch beobachtet haben.

9 Schlussfolgerung

Die Schuterdystokie ist in der Regel ein unvorhersehbarer geburtshilflicher Notfall, der aufgrund seiner niedrigen Inzidenz im klinischen Alltag nicht trainiert werden kann. Die gemeinsame Empfehlung geht jedoch dahin, dass jede geburtshilfliche Klinik über einen Managementplan (schriftliche Dienstanweisung) verfügen muss, der auch an einem Phantom in regelmäßigen Abständen durchgespielt werden soll (2).

10 Literatur

1. Baskett T, Allen A. Perinatal Implications of Shoulder Dystocia. Obstet Gynecol 1995; 86: 14–17

2. Berle P. Die Inzidenz von Geburtsverletzungen Neugeborener in Abhängigkeit vom Geburtsgewicht. Geburtsh. u. Frauenheilkunde 1995; 55: 23–25

3. Gherman R, Goodwin T, Souter I, Neumann K, Ouzounian J, Paul R. The McRoberts' maneuver for the alleviation of shoulder Dystocia: How successful is it? Am J Obstet Gynecol 1997; 176: 665–661

4. Gonik B, Allen R, Sorab J. Objective Evaluation of the Shoulder Dystocia Phenomen: Effect of maternal pelvic orientation on force reduction. Obstet Gynecol 1989; 74: 44–47

5. Gross T, Sokol R, Williams T, Thompsen K. Shoulder dystocia: A fetalphysician risk. Am J Obstet Gynecol 1987; 156: 1408–1418

6. Lewis DF, Raymond RC, Perkins MB, Brooks GG, Heymann AR. Recurrence Rate of shoulder dystocia. Am J Obstet Gynecol 1995; 172: 1369–1371

7. Lurie S, Insler V, Hagay ZJ. Induction of labor at the 38 to 39 weeks of gestation reduces the incidence of shoulder dystocia in gestational diabetic patients class A2. Am J Perinatol 1996; 13 (5): 293–296

8. McFarland MB, Langer O, Piper JM, Berkus MD. Perinatal outcome and the type and number of maneuvers in shoulder dystocia. Int J Gyn &Obstet 1996; 55 (3), 219–224

9. Nocon J, McKenzie D, Thomas L, Hansell R. Shoulder Dystocia: An analysis of risks and obstetric maneuvers. Am J Obstet Gynecol 1993; 168: 1732–1739

10. Rouse DJ, Owen J. Prophylactic cesarean delivery for fetal macrosomia diagnosed by means of ultrasonography – A Faustian bagain? Am J Obstet Gynecol 1999; 181: 332–338, 1999

11. Sandmire HF. Shoulder Dystocia: a fetal-physician risk. Discussion by Dr. Herbert F. Sandmire. Am J Obstet Gynecol 1987; 156: 1414–1419

12. Schwenzer T. Die Schulterdystokie und ihre forensischen Aspekte. Gynäkologe 1994; 27: 222–228

Erstfassung	1998
Überarbeitung	2008
Beteiligte Fachgesellschaften, Arbeitsgemeinschaften und Organisationen	Deutsche Gesellschaft für Gynäkologie und Geburtshilfe · Arbeitsgemeinschaft Medizinrecht
Autoren	Überarbeitung bestätigt durch alle Mitglieder der AG Medizinrecht (s. S. 5)
Anmerkungen	S1-Leitlinie

DGGG Leitlinienregister 2008	4	Medizinrecht
	4.4	Pränatal- und Geburtsmedizin
	4.4.6	Absolute und relative Indikationen zur Sectio caesarea und zur Frage der so genannten Sectio auf Wunsch
AWMF Leitlinienregister	015/054 (S1)	

Deutsche Gesellschaft für Gynäkologie und Geburtshilfe (DGGG),
Arbeitsgemeinschaft Medizinrecht (AGMedR)

Absolute und relative Indikationen zur Sectio caesarea und zur Frage der so genannten Sectio auf Wunsch

Inhaltsverzeichnis

1 Entwicklungstendenzen in der Geburtshilfe

Die Zahl der Schnittentbindungen steigt weltweit immer mehr an. In Deutschland wurde vor 15 Jahren jedes sechste, heute wird bereits nahezu jedes dritte Kind durch Sectio geboren, wobei die Sectiorate von Klinik zu Klinik stark variiert. Diese Entwicklung, die sich wahrscheinlich fortsetzen wird, ist Ausdruck einer sich wandelnden Einstellung vieler Schwangerer zur Geburt, aber auch einer vielfach veränderten ärztlichen Verhaltensweise und eines auf beiden Seiten gestiegenen Sicherheitsbedürfnisses.

Eine Umfrage bei geburtshilflich tätigen Ärztinnen in England (3) hat ergeben, dass sich 31 v.H. der Befragten für die eigene Person eine elektive Sectio auch ohne medizinische Indikation im engeren Sinne wünschten. Als Gründe werden Furcht vor Beckenbodenschädigungen, Dammverletzungen, postpartaler sexueller Dysfunktion, Schädigung des Kindes und Wunsch nach Planbarkeit der Geburt angegeben.

Generell wollen Frauen in zunehmendem Maße von ihrem Selbstbestimmungsrecht Gebrauch machen. Die deutsche Rechtsprechung räumt ihnen unter bestimmten Voraussetzungen ausdrücklich ein Mitspracherecht bei der Wahl des Entbindungsweges ein.

Aber auch auf Seiten der Ärzte ist ein Wandel zu beobachten. Medizinische Erkenntnisse zeigen, dass die Risiken der verschiedenen Entbindungsmöglichkeiten für Mutter und Kind anders als früher einzuschätzen sind. Daraus ergeben sich andere Aufklärungspflichten und Entscheidungsprärogativen für den Geburtshelfer. Mancher Arzt sieht sich auch aus Gründen, die mit der Größe, Besetzung und Organisation der geburtshilflichen Einheit zusammenhängen, mitunter wohl auch mangels oder aufgrund eigener (negativer) geburtshilflicher Erfahrung oder allein aus defensivmedizinischem Denken veranlasst, der Schnittentbindung den Vorzug zu geben.

Während einerseits unter dem Gesichtspunkt der Qualitätskontrolle geprüft wird, ob Kliniken sowohl mit überdurchschnittlichen als auch mit unterdurchschnittlichen Sectiofrequenzen Anlass zu Bedenken geben, und Haftpflichtversicherer erwägen, in beiden Fällen wegen eines gesteigerten Risikos die Versicherungsbeiträge höher zu bemessen, wird andererseits diskutiert, ob die Schwangere auch ohne jede medizinische Indikation eine Schnittentbindung verlangen kann und wie sich der Geburtshelfer in solchen Fällen zu verhalten hat. Es wird sogar die Frage aufgeworfen, ob die Entwicklung bereits dazu geführt hat, die Schnittentbindung als einen der vaginalen Geburt gleichwertigen Entbindungsweg anzusehen – was nicht zu bejahen ist. Andererseits wird von Hebammenseite die Forderung erhoben, nur noch die pathologische Geburt und namentlich die Geburtschirurgie dem ärztlichen Aufgabenfeld zuzurechnen, während die vaginale Geburt als natürlicher Vorgang wieder mehr und mehr in die Hände der Hebammen übergehen sollte. Auch das ist nicht zu befürworten, will man nicht den hohen Standard, den die Geburtshilfe in Deutschland in den Nachkriegsjahrzehnten erreicht hat, gefährden.

Die Arbeitsgemeinschaft Medizinrecht kann die vielen Streitfragen, die mit der Sectioindikation verbunden sind, weder medizinisch noch juristisch verbindlich entscheiden. Sie will jedoch mit dieser Stellungnahme versuchen, für begriffliche Klarheit zu sorgen, über den aktuellen Stand der Risikobewertung informieren und durch medizinische und rechtliche Hinweise das Haftungsrisiko vermindern helfen.

2 Begriffliche Klarstellung

Um der begrifflichen Klarheit willen sollte zwischen der – mehr oder minder stark – medizinisch indizierten Sectio und der Sectio auf Wunsch, der kein erkennbares medizinisches Motiv zugrunde liegt, unterschieden werden.

2.1 Indizierte Sectio

a) Von einer **absoluten Indikation** ist zu sprechen, wo der Geburtshelfer aus zwingenden geburtsmedizinischen Gründen, namentlich zur Rettung von Leben und Gesundheit des Kindes und/oder der Mutter, nur zu diesem Entbindungsweg raten kann. Beispiele dafür sind Querlage, absolutes Missverhältnis zwischen kindlichem Kopf und mütterlichem Becken, Beckendeformitäten, (drohende) Uterusruptur, Placenta praevia, vorzeitige Plazentalösung, fetale Azidose, Amnioninfektionssyndrom, Eklampsie, Nabelschnurvorfall und HELLP-Syndrom. Diese Indikationen machen weniger als 10 v.H. aller Schnittentbindungen aus.

b) Bei ca. 90 v.H. aller Schnittentbindungen liegt eine **relative Indikation** vor, bei der eine Abwägung der geburtsmedizinischen Risiken für Mutter und Kind geboten ist. Die häufigsten Fälle sind Beckenendlage, absolute fetale Makrosomie (über 4500 g), Verdacht auf relatives Missverhältnis zwischen Kindsgröße und mütterlichem Becken, Mehrlingsschwangerschaft, Status nach Sectio oder nach vaginal-plastischer Operation, pathologisches CTG, protrahierte Geburt, Geburtsstillstand und mütterliche Erschöpfung.

Äußern Schwangere von sich aus den Wunsch nach einer primären Sectio, wird dieser fast immer mit Angstgefühlen motiviert und ist deshalb den „weichen" relativen, allgemein medizinischen Sectioindikationen zuzuordnen. Die Motive der Frauen lassen sich in drei Gruppen einteilen:

- Sicherheit für das Kind, besonders nach der Geburt eigener geburtsbeeinträchtigter Kinder oder von solchen aus dem Bekanntenkreis,
- Angst vor Schmerzen, besonders nach vorangegangener eigener schwerer, psychisch traumatisierter Entbindung oder entsprechenden Berichten aus dem Bekanntenkreis,
- Furcht vor eigenen organischen Spätschäden wie Senkung und Inkontinenz (gestörter Schließmuskelfunktion von Blase und Mastdarm), Sorge vor postpartalen Sexualstörungen oder Furcht vor Gefährdung eines Operationsergebnisses im Genitalbereich (z.B. Sphinkterplastik).

In der öffentlichen Diskussion, aber auch im medizinischen Sprachgebrauch wird der Begriff „Wunschsectio" häufig auch für die schwächer medizinisch, überwiegend psychisch motivierte Sectio gebraucht. Das sollte jedoch vermieden werden, um die medizinisch indizierte Sectio begrifflich klar von der eigentlichen Wunschsectio ohne jede medizinische Indikation abgrenzen zu können.

Zu den relativ indizierten Schnittentbindungen zählen auch solche, zu denen sich der Arzt aus Gründen der Klinikorganisation und Personalbesetzung (Entbindung in der Kernarbeitszeit durch erfahrenes Personal, sofortige Bereitschaft der Sekundärabteilungen), aus Mangel an Erfahrung (z.B. bei der Leitung einer vaginalen BEL-Geburt), also namentlich aus einer prophylaktischen, womöglich defensiven Haltung heraus entschließt; denn auch dieses Vorgehen ist letztlich durch Sorge vor Schäden und haftungsrechtlicher Verantwortung geprägt. Wie sehr derartige Überlegungen eine Rolle spielen können, zeigt die Tatsache, dass in kleinen Abteilungen mit weniger als 500 Geburten im Jahr Schnittentbindungen zwischen 18.00 und 22.00 Uhr wesentlich häufiger durchgeführt werden als in größeren Einheiten.

2.2 Sectio auf Wunsch

Als Sectio auf Wunsch (auch „Sectio kraft Vereinbarung“ oder „Gefälligkeitssectio“ genannt) bleibt hiernach begrifflich nur der Fall, in dem keine medizinische Indikation ersichtlich ist. In Betracht kommen die Fälle, in denen aus beruflichen oder terminlichen Gründen Zeit und Ort der Entbindung im Voraus fest bestimmbar sein sollen (z.B. Tag der Jahrtausendwende oder Geburt unter einem günstigen Horoskop) oder die Teilnahme des Partners gewünscht wird, der zeitlich nicht frei verfügbar ist.

3 Risiken der vaginalen und der Schnittentbindung

Der Geburtshelfer kann eine Risikobewertung nur vornehmen und seine Aufklärungs- und Beratungspflicht nur erfüllen, wenn er über die aktuelle Risikoeinschätzung für Mutter und Kind bei beiden Entbindungswegen zutreffend informiert ist.

3.1 Risiken für die Mutter

3.1.1 Bei Schnittentbindung

Hauptgrund für die Ablehnung der Sectio durch den Arzt war lange Zeit und mit Recht die deutlich höhere mütterliche Sterblichkeit bei dieser Entbindungsart.

Durch Zusammenführung der Sectiozahlen der Bayerischen Perinatalerhebung (BPE, bis 1997) und der Bayerischen Arbeitsgemeinschaft für Qualitätssicherung in der stationären Versorgung (ab 1998) mit den Daten der seit 1983 laufenden Einzelfalluntersuchungen von Müttersterbefällen in Bayern (16) sind jetzt gesicherte Aussagen zum aktuellen landesweiten mütterlichen Sterblichkeitsrisiko bei der Sectio möglich.

Danach sank die Sectioletalität, d.h. das operations- und anästhesiebedingte Sterblichkeitsrisiko während und innerhalb von 42 Tagen nach der Schnittentbindung

von 0,23‰ in den Jahren 1983 bis 1988
über 0,13‰ in den Jahren 1989 bis 1994
und 0,04‰ in den Jahren 1995 bis 2000
auf 0,02‰ in den Jahren 2001 bis 2006 (17).

Dies sind mit derzeit 492.229 Schnittentbindungen die bisher umfassendsten Analysen von Sectiosterblichkeitsraten im deutschen Sprachraum und in Europa. Die Sectioletalität reduzierte sich von (Müttersterbefall pro Schnittentbindung) 1 : 4300 (1983 bis 1988) auf 1 : 57.300 (2001 bis 2006). Das Sterblichkeitsrisiko Vaginalgeburt vs. Sectio verminderte sich von 1 : 7,0 (1983 bis 1988) auf 1 : 2,6 (2001 bis 2006). Diese Entwicklung ist vor allem Fortschritten in der Operationstechnik, der Leitungsanästhesie, der Thromboseprophylaxe sowie im Antibiotikaeinsatz zu verdanken. Das Argument höherer Müttersterblichkeit verliert damit – vor allem bei elektiver Sectio – immer mehr an Bedeutung.

Es bleiben freilich ein spezifisches mütterliches Morbiditätsrisiko (z. B. Sekundärheilung mit unschöner Narbenbildung), und bei einer weiteren Schwangerschaft besteht eine erhöhte Wahrscheinlichkeit für eine erneute Sectio, eine Plazentationsstörung (Placenta praevia und/oder Placenta accreta, increta, percreta) und eine Uterusruptur.

Die quoad vitam bei weitem gefährlichste mütterliche Spätkomplikation bei Zustand nach Sectio ist nicht die Uterusruptur, sondern die Placenta praevia, häufig in Kombination mit einem oft erst intraoperativ diagnostizierten, infiltrierenden Tiefenwachstum der Plazenta. Bei Lokalisation im Bereich der alten Sectionarbe muss in bis zu 40% der Fälle mit derartigen Plazentationsstörungen gerechnet werden (1).

Neun mütterliche Verblutungstodesfälle bei Plazentationsstörungen im Zustand nach Sectio in der BPE und BAQ zwischen 1983 und 2007 (16, 17), vier identische Müttersterbefälle in einem anderen Bundesland 1992 bis 2002 (17), zehn derartige Verblutungsfälle in Großbritannien 1997 bis 2005 (9, 10, 11) und drei in Österreich 1991 bis 2006 (4) demonstrieren eindrucksvoll die zwingende Notwendigkeit eines generellen Risikomanagements bei Plazentationsstörungen bei Zustand nach Sectio (2, siehe dazu Leitlinie „Plazentationsstörungen bei Status nach Sectio“ , AG MedR, *Punkt 4 Risk-Management bei Plazentationsstörungen bei Status nach Sectio, S. 131-136 in diesem Band*).

Im Übrigen bedingt heute eine komplikationslose Sectio nur noch einen geringfügig längeren stationären Aufenthalt. Ein Einfluss einer Schnittentbindung auf die spätere Fertilität ist nicht evident.

3.1.2 Bei vaginaler Geburt

Die mütterliche Letalität bei Vaginalgeburt lag von 1983 bis 1988 in der BPE noch bei 0,033‰ und sank im Zeitraum von 2001 bis 2008 auf 0,007‰. In den letzten sechs Jahren kam nur noch ein Müttersterbefall einer präpartal gesunden Schwangeren auf 149.700 Entbindungen. Aus diesen Zahlen errechnet sich die derzeit nur noch um den Faktor 2,6 erhöhte mütterliche Gesamtletalität bei Sectio (1 Sectioletalitätstodesfall auf 57.300 Kaiserschnittentbindungen).

Mit abnehmender Müttersterblichkeit bei Schnittentbindungen gewinnt jedoch das Risiko für den mütterlichen Beckenboden durch die vaginale Geburt heute ein wesentlich größeres Gewicht. Morphologische und funktionelle Beckenbodenschädigungen sind nach Spontangeburt in bis zu 20 v.H. der Fälle zu erwarten. Eine Harninkontinenz und eine anorektale Inkontinenz treten nach vaginaler Geburt viermal häufiger als nach Schnittentbindung auf. Das gilt insbesondere für Zangengeburten, die mit einer höheren Rate an Analsphinkterläsionen einhergehen. Auch Störungen des Sexualverkehrs sind beschrieben (Gefühl der zu weiten Vagina, narbenbedingte Schmerzen). Sie sind am häufigsten nach Zangen- und Vakuumgeburten.

Ein traumatisches Geburtserleben bei einer Vaginalgeburt kann schließlich bewirken, dass trotz eigentlich fortbestehenden Kinderwunsches eine weitere Schwangerschaft vermieden wird.

3.2 Risiken für das Kind

Als Risiken, denen das Kind bei vaginaler Geburt (verstärkt bei Mehrlingsgeburten) ausgesetzt sein kann, sind insbesondere subpartuale Sauerstoffmangelzustände mit konsekutiver Enzephalopathie und Zerebralparese, intrauterine Infektion bei protrahierter Geburt, Armplexuslähmung und andere geburtstraumatische Schädigungen sowie heute nur noch sehr selten ein intrauteriner Fruchttod zu benennen. Die oft lebenslange schwere Beeinträchtigung des Kindes beim Eintritt solcher Schäden trägt wesentlich dazu bei, dass die Geburtshilfe die am stärksten schadensbelastete medizinische Fachrichtung ist und die höchsten Haftpflichtversicherungsbeiträge schuldet. Viele Mütter nehmen eher das Sectiorisiko für den eigenen Körper in Kauf, um ihrem Kind derartige Schäden, selbst wenn ihr Eintritt wenig wahrscheinlich ist, zu ersparen.

Generell ist jedenfalls das Risiko für das Kind bei vaginaler Geburt größer. Wird eine Sectio nicht vor der 39. Woche vorgenommen, so ist das Risiko eines fetalen Todesfalles intra partum mit 1 : 3000 im Vergleich zur vaginalen Entbindung sehr gering, insbesondere wenn es sich um Abweichungen von der Norm wie Makrosomie, Wachstumsverzögerung oder Einstellungsanomalien handelt (8). Besonders gilt das für die Beckenendlagengeburt. Es kann heute als gesichert gelten, dass hier ein geplanter primärer Kaiserschnitt – jedenfalls bei reifen Einlingsschwangerschaften – die sicherste Entbindungsart für das Kind ist. Sowohl die perinatale Sterblichkeit als auch die schwere Morbidität liegen bei einer geplanten vaginalen Entbindung um ein Mehrfaches höher (7, 8).

Zu beachten ist, dass bei schnittentwickelten Neugeborenen bei Sectio ohne Wehen häufiger als bei Spontangeborenen vorübergehende pulmonale Anpassungsstörungen (Atemdepressionen) auftreten können. Eine Sectio am wehenlosen Uterus sollte demnach nach Möglichkeit vermieden werden.

3.3 Primäre und sekundäre Sectio

Der Risikovergleich fällt für die Sectio noch wesentlich günstiger aus, wenn der vaginalen Entbindung nur die von vornherein geplante, d.h. primäre Sectio gegenübergestellt wird, die gut vorbereitet zur Kernarbeitszeit mit vollzählig bereitstehendem Klinikpersonal (inklusive Labor und sonstigen Sekundäreinrichtungen) ausgeführt wird. Sie ist in vielen Fällen weniger kostenaufwendig als eine sich über viele Stunden, womöglich Tage hinziehende Geburt mit hohem Personalaufwand, die unter Umständen letztlich doch in einer sekundären Sectio endet.

Dagegen ist die erst während der Geburt und meist unter Zeitdruck getroffene Entscheidung zur (sekundären) Sectio mit erheblich größeren Risiken behaftet. Der Geburtshelfer geht also den gewagteren Weg, wenn er bei prognostizierter Risikogeburt zunächst die vaginale Entbindung versucht, sich dann aber doch, womöglich ohne beizeiten angeordnete Sectiobereitschaft, zur Schnittentbindung entschließen oder einem entsprechenden Verlangen der Kreißenden nachgeben muss.

Nach neueren Erkenntnissen scheint sich das mütterliche Sterblichkeitsrisiko des primären Kaiserschnitts dem der vaginalen Entbindung anzunähern.

Von 1995 bis 2006 entsprach in der BPE und BAQ das Letalitätsrisiko bei primärer Schnittentbindung (ca 1 : 140.000 Schnittentbindungen) praktisch dem Letalitätsrisiko bei vaginalen Geburten (1 : 149.700). Für gesicherte Aussagen sind jedoch wesentlich größere Sectiokollektive aus weiteren Bundesländern erforderlich: Bisher sollte hier erst von einem sich abzeichnenden Trend gesprochen werden.

Die mütterliche Morbidität der primären Sectio ist nicht höher als die der vaginalen Entbindung (16).

Wünscht die Schwangere die Anwesenheit einer Begleitperson bei der Sectio, sollten die beteiligten Medizinalpersonen (Hebammen, Anästhesisten, Pädiater, Schwestern) hiervon informiert werden, um aus ihrer Sicht eventuelle Bedenken geltend machen zu können.

3.4 Abwägungsprozess und Mitsprache der Schwangeren

In einer normalen Entbindungssituation braucht der Geburtshelfer, wie der Bundesgerichtshof in seinem Urteil vom 6.12.1988 (5) ausgeführt hat, ohne besondere Veranlassung nicht von sich aus die Möglichkeit einer Schnittentbindung zur Sprache zu bringen. Jeder Geburtshelfer muss aber dort, wo er bei relativer Indikation zu einer Sectio der natürlichen Geburt den Vorzug geben will, die Schwangere in den Abwägungsprozess einbeziehen. Er muss das insbesondere in Anerkennung ihres Selbstbestimmungsrechts tun, wenn es die Schwangere wünscht oder wenn bei vaginaler Geburt dem Kind ernst zu nehmende Gefahren drohen, die Sectio also eine medizinisch verantwortbare Alternative ist. Richtungweisend heißt es in dem soeben erwähnten Urteil des Bundesgerichtshofs:

„Allerdings ist die Entscheidung über das ärztliche Vorgehen primär Sache des Arztes selbst. Der geburtsleitende Arzt braucht daher in einer normalen Entbindungssituation ohne besondere Veranlassung nicht etwa von sich aus die Möglichkeit einer Schnittentbindung zur Sprache zu bringen. Vielmehr kann er, wenn er in einer solchen Lage das Kind auf vaginalem Wege zur Welt kommen lässt und dabei keine Fehler macht, auch von Seiten des Kindes schadensersatzrechtlich nicht zur Verantwortung gezogen werden.

Anders liegt es jedoch, wenn für den Fall, dass die Geburt vaginal erfolgt, für das Kind ernst zu nehmende Gefahren drohen, daher im Interesse des Kindes gewichtige Gründe für eine Kaiserschnittentbindung sprechen und diese unter Berücksichtigung auch der Konstitution und der Befindlichkeit der Mutter in der konkreten Situation eine medizinisch verantwortbare Alternative darstellt. In einer solchen Lage darf sich der Arzt nicht eigenmächtig für eine vaginale Geburt entscheiden. Vielmehr muss er die Mutter über die für sie und das Kind bestehenden Risiken aufklären und sich ihrer Einwilligung für die Art der Entbindung versichern. Andernfalls ist das Vorgehen des Arztes, dem die Schädigung, die der Patient erleidet, zuzurechnen ist, mangels (wirksamer) Einwilligung rechtswidrig.

Die unter diesen Voraussetzungen erforderliche Einwilligung der Mutter entfaltet Rechtswirksamkeit auch im Hinblick auf die Risiken des Geburtsablaufs für das Kind. Die Entscheidungszuständigkeit der Mutter folgt daraus, dass der Geburtsablauf immer auch sie selbst und ihre körperliche Befindlichkeit betrifft. Darüber hinaus ist sie in dieser Phase die natürliche Sachwalterin der Belange auch des Kindes. Ist sie mit einer bestimmten Art der Entbindung rechtswirksam einverstanden, kann auch eine Beeinträchtigung des Kindes, die sich aus diesem Geburtsablauf ergibt, dem geburtsleitenden Arzt nicht als rechtswidrige Körperverletzung angelastet werden. Fehlt dagegen ihre Einwilligung, so kann der Arzt auch dem Kind für Verletzungen in der Geburt deliktisch haftbar sein."

Selbst wenn der Arzt die Entscheidung der Frau für „unvernünftig" hält, hat er ihr Selbstbestimmungsrecht zu achten und sollte wissen, dass – nach einer Formulierung des Bundesverfassungsgerichts – kein Patient verpflichtet ist, „nach Maßstäben Dritter vernünftig zu sein". Andererseits muss bei der Wahl des Entbindungsweges im Gespräch mit der Schwangeren zur Vermeidung nachträglicher Vorwürfe bedacht und eindringlich darauf hingewiesen werden, dass viele Frauen auf das Geburtserlebnis ganz besonderen Wert legen und ihm sehr große Bedeutung für die Mutter-Kind-Beziehung zuschreiben, auch wenn neuere Untersuchungen den Verdacht einer durch Sectio gestörten Mutter-Kind-Beziehung nicht bestätigt haben.

3.5 Voraussetzungen, Planung und Durchführung einer Sectio auf Wunsch

Da keine medizinischen Gründe die Sectio auf Wunsch rechtfertigen, gelten hier besonders strenge Maßstäbe.

3.5.1 Voraussetzungen

- An der Ernsthaftigkeit des Wunsches und Wirksamkeit der Einwilligung dürfen keinerlei Zweifel bestehen.
- Die Schwangere muss über die Risiken und möglichen Folgen der Sectio extrem aufgeklärt worden sein (siehe hierzu 4.2.2).
- Sie muss ihre Einwilligung nach ausreichender Bedenkzeit freiwillig, unbeeinflusst von Dritten und im Zustand zweifelsfreier Einwilligungsfähigkeit erklärt haben (siehe hierzu 4.2.3). Die Einwilligung kann solange widerrufen werden, wie es das medizinische Vorgehen erlaubt.
- Zeitpunkt und Inhalt des Aufklärungsgesprächs und der Einwilligung sind sorgfältig und zeitgerecht unter Beifügung etwa verwendeter Merkblätter und Formulare zu dokumentieren (siehe hierzu 4.3).
- Die Tragzeit (mindestens abgeschlossene 37. SSW) muss gesichert sein. Nicht behebbare Unsicherheit in diesem Punkt bedeutet Kontraindikation.
- Anamnestische Faktoren, die das Operationsrisiko erhöhen (z.B. Adipositas [BMI > 30], Medikamenten- und Drogengebrauch, Allergien, Gerinnungsstörungen, Zustand nach Thrombose/Embolie in Eigen- und Familienanamnese und nach Voroperation) müssen abgeklärt und weitgehend ausgeschlossen sein.

3.6 Planung und Durchführung

- Der Eingriff ist in Bezug auf Personaleinsatz sowie Bereitschaft von Labor und Konsiliareinrichtungen optimal zu terminieren.
- Es ist für rechtzeitige und ausreichende, auch das Körpergewicht der Frau (> 80 kg doppelte Dosis) berücksichtigende – und bei Risikofaktoren ausreichend lange – Thromboseprophylaxe zu sorgen.
- Kritische Einschätzung des mütterlichen Blutverlustes bedeutet u.U. ausreichende Volumenersatztherapie, ggf. Erythrozyten-Konzentrate.
- Der Kreislauf ist postoperativ lückenlos zu überwachen.

4 Rechtsfragen

4.1 Zulässigkeit der Sectio auf Wunsch

In der Vergangenheit dominierte in der deutschen Ärzteschaft die Ansicht, jede Sectio bedürfe neben der Einwilligung der Schwangeren einer ausreichenden medizinischen Indikation, über deren Gewicht zumeist der Arzt allein befand. Wo diese fehlte, hielt man den Eingriff für rechtswidrig oder zumindest unärztlich. Auch die Arbeitsgemeinschaft Medizinrecht hat diesen Standpunkt noch 1996 in ihren Empfehlungen zu den ärztlichen Beratungs- und Aufklärungspflichten während der Schwangerenbetreuung und bei der Geburtshilfe (6) eingenommen. Sie kann ihn unter Berücksichtigung gewandelter gesellschaftlicher Auffassungen, aktueller medizinischer Erkenntnisse und einer fortentwickelten Rechtsprechung und Rechtslehre nicht aufrechterhalten.

Es ist heute nahezu allgemein anerkannt, dass es eine ganze Reihe von ärztlichen Tätigkeiten gibt, die sich nicht als medizinisch indizierte Heilbehandlung ansehen lassen und dennoch als rechtlich unbedenklich gelten können. Schon im Urteil des Bundesgerichtshofs vom 22.2.1978 (12) heißt es:

„Nicht jede ärztliche Maßnahme geschieht zu Heilzwecken. Der Arzt führt vielmehr in grundsätzlich zulässiger Weise oft Behandlungen durch, die wie Sterilisationen oder kosmetische Operationen anderen Zielen dienen können."

Die Sectio auf Wunsch ist solchen Eingriffen gleichzustellen, sofern sie nach gehöriger Aufklärung mit wirksamer Einwilligung vollzogen wird und medizinisch jedenfalls nicht kontraindiziert ist.

Als Körperverletzung wäre die Sectio auf Wunsch nach § 228 StGB nur strafbar, wenn sie trotz Einwilligung gegen die guten Sitten verstieße. Davon kann in einer pluralistischen, überwiegend liberal denkenden Gesellschaft im Hinblick auf das Selbstbestimmungsrecht des Menschen (Art. 2 GG) gewiss nicht gesprochen werden. Sie ist aber auch zivil- und berufsrechtlich unbedenklich. Andererseits besteht für den Arzt keine Rechtspflicht, dem Wunsch der Schwangeren ohne jede medizinische Indikation nachzukommen, da ein solcher Eingriff nicht zu den in § 1 der Berufsordnung für die deutschen Ärztinnen und Ärzte (MBO-Ä 1997) aufgeführten ärztlichen Aufgaben zählt. Auch in den Fällen, in denen der Arzt eine Sectio für medizinisch besonders schwach indiziert hält, wird er das Sectioverlangen zumindest dann ablehnen dürfen, wenn die Schwangere noch zu einem Arztwechsel in der Lage ist.

Ob die gesetzliche und private Krankenversicherung bereit sein wird, die (Mehr-)Kosten einer medizinisch gar nicht oder nur schwach begründeten Sectio zu Lasten der Solidargemeinschaft der Versicherten zu übernehmen, bleibt abzuwarten. Voraussichtlich wird das ganz von den Umständen des Einzelfalles abhängig gemacht werden.

4.2 Aufklärung und Einwilligung

4.2.1 Notwendigkeit der Einwilligung

Die Spontangeburt ist ein natürlicher Vorgang. Deshalb kann keine Schwangere dadurch, dass sie hierzu ihre „Einwilligung“ verweigert, den Arzt grundlos zu einem operativen Eingriff zwingen. Die Sectio ist dagegen – ebenso wie die vaginal entbindenden Operationen – ein Eingriff in die körperliche Integrität der Frau, der zur Rechtfertigung ihrer (zumindest mutmaßlichen) Einwilligung bedarf. Das gilt selbst bei absoluter Indikation. Auch hier darf sich der Geburtshelfer nicht über den Willen der Frau hinwegsetzen, mag der Eingriff zur Erhaltung von Leben und Gesundheit des Kindes auch noch so unumgänglich erscheinen. Er hat jedoch mit der gebotenen Eindringlichkeit auf diese Gefahren hinzuweisen, um die Gebärende umzustimmen.

Wann der Geburtshelfer die Frau in den Fällen einer in Betracht kommenden Sectio aus relativer Indikation in den Abwägungs- und Entscheidungsprozess einzubeziehen hat, ist bereits ausgeführt worden (s.o. 3.4).

Sofern eine Schnittentbindung aus medizinischen Gründen nicht ernsthaft in Betracht kommt, braucht der Geburtshelfer nicht von sich aus die Sprache hierauf zu bringen. Zumindest nach dem bisherigen Stand der Entwicklung lassen sich natürliche Geburt und Schnittentbindung nicht als gleichwertige Entbindungsmöglichkeiten ansehen. Die Gegenansicht hätte noch erheblich weiterreichende Aufklärungspflichten und Haftungsrisiken für den Arzt zur Folge. Der Arzt darf also im Normalfall abwarten, ob die Frau von sich aus das Thema berührt, ein entsprechendes Verlangen äußert oder um Aufklärung bittet.

Auch bei der reinen Sectio auf Wunsch liegt in dem Wunsch noch nicht die rechtfertigende Einwilligung. Sie ist nur gegeben, wenn sich der Arzt davon überzeugt hat, dass sich die Frau über die Konsequenzen ihres Wunsches voll im Klaren ist.

4.2.2 Umfang und Zeitpunkt der Aufklärung

Die Einwilligung in einen ärztlichen Eingriff setzt stets voraus, dass der Patient (die Schwangere) weiß, welchem Zweck der Eingriff dient, mit welchen Risiken (s.o. 3.1 und 3.2) er verbunden ist und welche ernst zu nehmenden Alternativen zur Wahl stehen. Im Urteil des Bundesgerichtshofs vom 6.11.1990 (13) heißt es:

„Je weniger ein ärztlicher Eingriff medizinisch geboten ist, umso ausführlicher und eindrücklicher ist der Patient, dem dieser Eingriff angeraten wird oder den er selbst wünscht, über dessen Erfolgsaussichten und etwaige schädliche Folgen zu informieren. Der Patient muss in diesen Fällen darüber unterrichtet werden, welche Verbesserungen er günstigenfalls erwarten kann, und ihm müssen etwaige Risiken deutlich vor Augen gestellt werden, damit er genau abwägen kann, ob er einen etwaigen Misserfolg des ihn immerhin belastenden Eingriffs und darüber hinaus sogar bleibende Entstellungen oder gesundheitliche Beeinträchtigungen in Kauf nehmen will, selbst wenn diese auch nur entfernt als eine Folge des Eingriffs in Betracht kommen. Noch weniger als sonst ist es selbstverständlich, dass er in Unkenntnis dessen, worauf er sich einlässt, dem ärztlichen Eingriff zustimmt, und es gehört andererseits zu der besonderen Verantwortung des Arztes, der eine kosmetische Operation durchführt, seinem Patienten das Für und Wider mit allen Konsequenzen vor Augen zu stellen."

Bei der Sectio auf Wunsch muss die Schwangere deshalb so früh wie möglich und besonders umfassend über die Risiken für sich und ihr Kind bei beiden möglichen Entbindungswegen aufgeklärt werden.

Aber auch dort, wo der Geburtshelfer die vaginale Geburt vorzieht, obwohl erhebliche Gründe für die Schnittentbindung sprechen können, muss er durch Aufklärung der Schwangeren ein Mitsprache- und Wahlrecht einräumen. Er muss hierbei die Risiken für Mutter und Kind bei beiden Entbindungswegen in ihrer realen Größenordnung schildern. Hat er, um die Einwilligung zu dem von ihm favorisierten Entbindungsweg zu erhalten, dessen Risiko verharmlost, die des anderen Entbindungsweges dagegen übertrieben, muss er im Schadensfall damit rechnen, dass die Mutter ihre Einwilligung für unwirksam erklärt und er dann auch für Schäden haftet, die nicht von ihm verschuldet sind, sondern sich schicksalhaft verwirklicht haben, aber bei Wahl des anderen Entbindungsweges vermieden worden wären.

Bei der Sectio auf Wunsch oder einer sehr schwachen medizinischen Indikation darf der Hinweis nicht fehlen, dass es fraglich sein kann, ob die Versicherung die (Mehr-)Kosten der Schnittentbindung übernimmt (s.o. 4.1. a.E.), und sich deshalb vorherige Rückfrage empfehlen kann.

4.2.3 Einwilligungsfähigkeit und Freiwilligkeit

Die Einwilligung ist nur wirksam, wenn sie von der Schwangeren freiwillig, d.h. nicht unter sachfremdem Einfluss, und in einwilligungsfähigem Zustand erteilt oder für sie ein hierzu befugter Vertreter (Eltern, Betreuer, Vorsorgebevollmächtigter) tätig wird. An der Einwilligungsfähigkeit kann es fehlen, wenn die Schwangere noch nicht die nötige Altersreife hat (auf Geschäftsfähigkeit, also Vollendung des 18. Lebensjahres, kommt es nicht an), wenn sie psychisch krank ist oder vorübergehend unter der Einwirkung von Schmerzen, Wehen, Medikamenten und dgl. außerstande ist, einem Aufklärungsgespräch zu folgen und nach Abwägung des Für und Wider über die Einwilligung zu entscheiden. Gerade in der Geburtshilfe befindet sich der Arzt hier mitunter in einem Dilemma, will er einerseits die Schwangere nicht unnötig durch Aufklärung in Ängste versetzen, andererseits aber nicht den Zeitpunkt verpassen, an dem im Geburtsverlauf ein ruhiges Gespräch mit ihr nicht mehr möglich ist. Hierzu sagt der Bundesgerichtshof in seinem Urteil vom 16.2.1993 (14):

„Bei Entbindungsvorgängen ist der Arzt allerdings zu einem Abbruch und einer späteren Fortsetzung nach Einholung der Einwilligungserklärung nicht in der Lage. Er muss in der kritischen Phase sofort eine Entscheidung für die eine und gegen die andere Art der Entbindung treffen. Dies macht deutlich, dass der geburtsleitende Arzt verpflichtet ist, in allen Fällen, in denen die ernsthafte Möglichkeit besteht, dass während des Geburtsvorgangs eine Situation eintritt, in der sein weiteres rechtmäßiges Vorgehen von einer besonderen Einwilligung seiner Patientin abhängig ist, rechtzeitig vorher die für diesen Fall erforderliche Aufklärung vorzunehmen und die vorsorgliche Einwilligung der Patientin einzuholen.

Bei der Wahl zwischen vaginaler Entbindung, ggf. mit Vakuumextraktion, und Schnittentbindung handelt es sich nämlich für die davon betroffene Frau um eine grundlegende Entscheidung, bei der sie entweder ihrem eigenen Leben oder dem Leben und der Gesundheit ihres Kindes Priorität einräumt. Das Recht jeder Frau, selbst darüber bestimmen zu dürfen, muss möglichst umfassend gewährleistet werden. Andererseits soll die werdende Mutter während des Geburtsvorgangs aber auch nicht ohne Grund mit Hinweisen über die unterschiedlichen Gefahren und Risiken der verschiedenen Entbindungsmethoden belastet werden und es sollen ihr nicht Entscheidungen für eine dieser Methoden abverlangt werden, solange es noch ganz ungewiss ist, ob eine solche Entscheidung überhaupt getroffen werden muss. Darüber hinaus muss jede Aufklärung auch einen konkreten Gehalt haben; ein Aufklärungsgespräch auf so unsicherer Grundlage müsste weitgehend theoretisch bleiben. Eine vorgezogene Aufklärung über die unterschiedlichen Risiken der verschiedenen Entbindungsmethoden ist deshalb nicht bei jeder Geburt erforderlich und auch dann noch nicht, wenn nur die theoretische Möglichkeit besteht, dass im weiteren Verlauf eine Konstellation eintreten kann, die als relative Indikation für eine Schnittentbindung zu werten ist. Eine solche Aufklärung ist jedoch immer dann erforderlich und muss dann bereits zu einem Zeitpunkt vorgenommen werden, zu dem die Patientin sich noch in einem Zustand befindet, in dem diese Problematik mit ihr besprochen werden kann, wenn deutliche Anzeichen dafür bestehen, dass sich der Geburtsvorgang in Richtung auf eine solche Entscheidungssituation entwickeln kann, in der die Schnittentbindung notwendig oder zumindest zu einer echten Alternative zur vaginalen Entbindung wird. Das ist etwa dann der Fall, wenn es sich bei einer Risikogeburt konkret abzeichnet, dass sich die Risiken in Richtung auf die Notwendigkeit oder die relative Indikation einer Schnittentbindung entwickeln können."

Diesen Anforderungen wird in der Praxis nicht leicht zu genügen sein. Angesichts steigender Sectiofrequenz empfiehlt es sich deshalb wohl doch in jedem Falle, in ausreichendem zeitlichen Abstand vor der Geburt eine schonende, Ängste vermeidende Aufklärung über die in Betracht kommenden Entbindungsmöglichkeiten vorzunehmen, um hierauf im Bedarfsfall verweisen zu können oder jedenfalls aus diesem Gespräch später Indizien für eine mutmaßliche Einwilligung zu gewinnen.

Die Schwangere kann ausdrücklich auf jede Aufklärung verzichten und die Entscheidung vertrauensvoll ihrem Arzt überlassen. Sie kann auch für den Fall, dass sie nicht mehr einwilligungsfähig ist oder sich durch ein längeres Aufklärungsgespräch überfordert fühlt, einer Begleitperson ihres Vertrauens (Ehemann usw.) mündlich eine Vollmacht erteilen, was der Arzt in den Krankenpapieren vermerken sollte (Beispiel: „Die Patientin hat dem anwesenden Ehemann Vollmacht zur Einwilligung in notwendig werdende medizinische Eingriffe erteilt.“). Dann ist der Bevollmächtigte Adressat des Aufklärungsgesprächs und entscheidet über die Einwilligung zur Sectio. Solange die Schwangere einwilligungsfähig ist, kann sie diese Vollmacht ebenso wie eine erteilte Einwilligung jederzeit widerrufen.

Häufig wird erst unter dem Eindruck einer schweren, schmerzvollen Geburt das Verlangen nach operativer Beendigung geäußert. Wenn die Kreißende unter Wehenschmerzen jetzt nicht mehr einwilligungsfähig ist, für diesen Fall keine vorherige Verabredung mit dem Geburtshelfer getroffen war und kein Bevollmächtigter für sie die Entscheidung treffen kann, muss der Arzt so handeln, wie es ihrem mutmaßlichen Willen in dieser Situation entspricht.

4.3 Dokumentation

Der Arzt trägt stets die Beweislast dafür, dass er ausreichend aufgeklärt hat oder hierauf ausdrücklich verzichtet worden ist und dass die Schwangere in einwilligungsfähigem Zustand seinem Vorgehen zugestimmt hat oder dieses Vorgehen jedenfalls der mutmaßlichen Einwilligung entspricht. Auch wenn hierfür keine Schriftform vorgeschrieben ist und insbesondere auf die Unterschrift der Patientin verzichtet werden kann, ist dem Geburtshelfer doch dringend zu raten, sein Gespräch mit der Gebärenden und deren Erklärungen inhaltlich zumindest in Stichworten zeitnah zu dokumentieren. Bei Erklärungen während des Geburtsverlaufs ist die Uhrzeit zu vermerken. Ist eine Aufklärung schon von dem Arzt, der die Frau während der Schwangerschaft betreut hat, vorgenommen worden und sind danach Erklärungen oder Wünsche der Schwangeren geäußert oder Verabredungen über den Entbindungsweg getroffen worden, ist dafür (z.B. durch Eintragung im Mutterpass) zu sorgen, dass diese Dokumentation später auch den klinischen Geburtshelfer erreicht.

5 Fazit

Trotz steigender Sectiofrequenz ist die natürliche Geburt noch immer als der Normalfall anzusehen. Es ist nicht die Absicht dieser Stellungnahme, die Schnittentbindung besonders zu fördern. Allerdings muss der Geburtshelfer wissen, dass er das Selbstbestimmungsrecht der Frau zu achten und unter welchen Voraussetzungen er ihr ein Mitspracherecht bei der Wahl des Entbindungsweges einzuräumen hat. Dazu gehört die Kenntnis der Risiken für Mutter und Kind bei den Entbindungsmöglichkeiten, um die Schwangere zutreffend aufklären zu können und ihr eine eigenverantwortliche Abwägung zu ermöglichen. Sie ist die Voraussetzung für eine wirksame Einwilligung. Je schwächer die Indikation für eine Schnittentbindung, desto umfassender die Aufklärungspflicht. Aber auch wo eine medizinische Indikation zur Sectio fehlt, sie freilich auch nicht kontraindiziert ist, darf der Geburtshelfer dem ernsthaften und nachdrücklichen Wunsch der Frau nach einer Schnittentbindung entsprechen. Verpflichtet ist er hierzu nicht. Um im späteren Konfliktfall nicht in Beweisnot zu geraten, ist ihm große Sorgfalt sowohl bei der Aufklärung als auch bei der Dokumentation zu empfehlen.

6 Literatur

1. ACOG Committee opinion No. 266: Placenta accreta. Obstet Gynecol 2002; 99: 169–170

2. AG Medizinrecht der DGGG: Plazentationsstörungen bei Status nach Sectio – Risk-Management zur Vermeidung von Müttersterbefällen. Leitlinien der Gynäkologie und Geburtshilfe 2008, Band IV, S. 131–142

3. Al-Mufti et al. . Lancet 1996; 347: 544

4. Beck A, Vutuc C. Entwicklung der mütterlichen Mortalität in Österreich. Gemeinsame Tagung der Bayerischen Gesellschaft für Geburtshilfe und Frauenheilkunde und der Österreichen Gesellschaft für Gynäkologie und Geburtshilfe 2007

5. BGHZ 106,146 = NJW 1989, 1538 = MedR 1989, 139 = ArztR 1990, 17

6. Frauenarzt 1996; 37: 525 unter II. 2.

7. Herbst A, Thorngren-Jerneck K. Mode of delivery in breech presentation at term: increased neonatal morbidity with vaginal delivery. Acta Obstet Gynecol Scand 2001; 80 (8): 731–737

8. Hickl EJ. Wandlungen in der Kaiserschnittsindikation. Gynäkol Geburtsh Rundschau 2002; 42: 15–18

9. National Institute of Clinical Excellence, Scottish Executive Health Department, Department of Health, Social Services and Public Safety Northern Ireland: Why mothers die 1997–1999. The Confidential Enquiries into Maternal Deaths in the United Kingdom (CEMD). RCOG Press, London, 2001

10. National Institute of Clinical Excellence, Scottish Executive Health Department, Department of Health, Social Services and Public Safety Northern Ireland: Why mothers die 2000–2002. The Sixth Report of the Confidential Enquiries into Maternal Deaths in the United Kingdom. RCOG Press, London, 2004

11. National Patient Safety Agency, Department of Health, Social Services and Public Safety – Health Promotion Agency for Northern Ireland, National Health Services Quality Improvement Scotland. Confidential Enquiries into Maternal and Child Health (CEMACH): Saving Mothers' Lives – Reviewing maternal deaths to make motherhood safer 2003–2005. RCOG Press, London, 2007

12. NJW 1978, 1206

13. NJW 1991, 2349 = VersR 1991, 227 = MedR 1991, 85 = ArztR 1991, 358

14. NJW 1993, 2372 = VersR 1993, 703 = MedR 1993, 388 = ArztR 1994, 50

15. Schneider KTM. Sectio nach Wunsch: Muss man hinsichtlich der Morbiditätsrisiken umdenken? Gynäkol Geburtsh Rundschau 2002; 42: 12–14

16. Welsch H. Müttersterblichkeit während Geburt und Wochenbett bei vaginaler Entbindung und Sectio caesarea. Gynäkologe 1997; 30: 742–746

17. Welsch H, Wischnik A. Müttersterblichkeit. In: Schneider H, Husslein P, Schneider KTM (Hrsg.). Die Geburtshilfe, 3. Auflage. Springer Verlag, Berlin, 2006: 1049–1063

7 Abkürzungen

BAQ Bayerische Arbeitsgemeinschaft für Qualitätssicherung in der stationären Versorgung
BPE Bayerische Perinatalerhebung
ArztR Arztrecht, Jahr und Seite
BGHZ Bundesgerichtshof – amtliche Sammlung in Zivilsachen, Band und Seite
MedR Medizinrecht, Jahr und Seite
NJW Neue Juristische Wochenschrift, Jahr und Seite
VersR Versicherungsrecht, Jahr und Seite

Erstfassung	2001
Überarbeitung	2004, 2007
Beteiligte Fachgesellschaften, Arbeitsgemeinschaften und Organisationen	Deutsche Gesellschaft für Gynäkologie und Geburtshilfe · Arbeitsgemeinschaft Medizinrecht
Autoren der letzten Überarbeitung	Überarbeitung bestätigt durch alle Mitglieder der AG Medizinrecht (s. S. 5)
Anmerkungen	S1-Leitlinie

DGGG Leitlinienregister 2008	4	Medizinrecht
	4.4	Pränatal- und Geburtsmedizin
	4.4.7	Plazentationsstörungen bei Status nach Sectio
AWMF Leitlinienregister	015/046 (S1)	

Deutsche Gesellschaft für Gynäkologie und Geburtshilfe (DGGG),
Arbeitsgemeinschaft Medizinrecht (AGMedR)

Plazentationsstörungen bei Status nach Sectio

Risk-Management zur Vermeidung von Müttersterbefällen

Inhaltsverzeichnis

1 Risiko

Die Placenta praevia oder der tiefe Plazentasitz bei Zustand nach Sectio, insbesondere mit Insertion im Sectio-Narbenbereich und möglicher Kombination mit einer erst intraoperativ erkannten Placenta accreta/increta/percreta – und nicht die Uterus-Narbenruptur! – sind die quo ad vitam gefährlichsten mütterlichen Spätkomplikationen nach vorausgegangener Schnittentbindung. In Bayern wurde im Rahmen landesweiter Einzelfalluntersuchungen seit 1984 bis heute kein weiterer Müttersterbefall infolge Narbenruptur bei Status nach Sectio erfasst (13).

2 Häufigkeit

Die Inzidenz der Placenta praevia beträgt ohne Voroperation am Uterus 0,3%, bei Zustand nach einmaliger Sectio erhöht sie sich auf 0,8%, steigt nach zwei Schnittentbindungen auf 2% und nach drei und mehr Kaiserschnitten auf 4,2% an (5).

In der Bayerischen Arbeitsgemeinschaft für Qualitätssicherung im stationären Bereich (BAQ) fand sich zwischen 1998 und 2004 bei Mehrgebärenden eine Gesamtinzidenz der Placenta praevia von 0,39%; ohne vorherige Uterusoperation (n = 385.306) waren es 0,36%, bei Status nach Sectio (n = 67.257) waren es 0,55% (7). Dies bedeutet eine signifikante Erhöhung des Placenta-praevia-Risikos bei Status nach Sectio um den Faktor 1,5. Bei Plazenta-Insertion im Narbenbereich besteht ein zusätzliches Risiko für eine Placenta accreta/increta/percreta in Abhängigkeit von der Anzahl vorausgegangener Schnittentbindungen (bis ca. 40% nach zwei oder mehr Sectiones) (1).

3 Mütterliche Verblutungstodesfälle infolge Plazentationsstörungen bei Status nach Sectio

In Bayern wurden von 1983 bis 2007 bei landesweiten Einzelfalluntersuchungen bisher neun derartige Müttersterbefälle (MSTF) erfasst (12). Vier Hämorrhagie-MSTF bei Placenta praevia im Status nach Sectio sind bei Gutachtertätigkeit 1992 bis 2002 aus einem weiteren westdeutschen Bundesland bekannt geworden (11). In Großbritannien wurden im Zeitraum von 1997 bis 1999 drei MSTF bei Placenta praevia im Zustand nach Sectio registriert (8), vier Todesfälle in den Jahren 2000 bis 2002 (9) und weitere drei in den Jahren 2003 bis 2005 (10). Über drei Placenta-praevia-Verblutungstodesfälle bei Status nach Sectio im Zeitraum von 1992 bis 2006 berichteten Beck und Vutuc aus Österreich (3).

Die Verläufe waren in den beschriebenen Fällen vielfach ähnlich. Das mütterliche Verblutungsrisiko während oder nach dem Eingriff wird wegen der sub partu bekannt guten Kompensationsmöglichkeit auch größerer Blutverluste zunächst offensichtlich unterschätzt (cave plötzliche Asystolie).

4 Risk-Management bei Plazentationsstörungen bei Status nach Sectio

- Sorgfältige sonographische Lokalisation des Plazentasitzes im Verlauf der Gravidität, insbesondere bei Zustand nach Sectio.
- Bei sonographisch nachgewiesener Placenta praevia oder tiefem Plazentasitz ist eine weitere Abklärung hinsichtlich eventueller Placenta accreta/increta/percreta und/oder intrazervikaler Plazentalokalisation mittels Farbdoppler erforderlich (u.a. fehlende Abgrenzung zwischen Plazenta und Myometrium mit ausgeprägten plazentaren Lakunen). Bei zweifelhaften Befunden wird zusätzlich MRT empfohlen (10).
- Nach Diagnosestellung sollte die baldige Vorstellung in der Entbindungsklinik erfolgen, möglichst bis zur 30. SSW, zur ausführlichen Besprechung und Beratung mit der Schwangeren und Festlegung des geplanten Entbindungsmodus (siehe unten) ohne Zeitdruck. Die weitere Betreuung der Schwangeren sollte in der Entbindungsklinik oder in Absprache mit der Klinik erfolgen.
- Aufklärung der Patientin über das erhöhte Blutungsrisiko, die indizierte Re-Sectio und weitere, gegebenenfalls notwendige Behandlungsmaßnahmen (medikamentös, chirurgisch, radiologisch) einschließlich eventuell erforderlicher Hysterektomie.

Alternativmöglichkeiten zur Standard-Sectio:

- Uteruseröffnung in plazentafreiem Bereich,
- bei erfülltem Kinderwunsch primäre Sectio-Hysterektomie (korporaler Längsschnitt, keine Plazentalösung), insbesondere bei Verweigerung von Bluttransfusionen (Zeugen Jehovas),
- bei präoperativ bekannter Placenta accreta/increta und insbesondere Placenta percreta Sectio unter Belassung der Plazenta in situ mit oder ohne anschließender Methotrexat-Therapie. Bei derart konservativem Plazenta-Management cave Endometritis/Sepsis! (4, 6, 11),
- präpartale Hospitalisierung von Schwangeren mit Plazentationsstörungen bei Status nach Sectio ausschließlich in Kliniken, in denen ausreichende Mengen an Blutderivaten rund um die Uhr kontinuierlich verfügbar sind. Zeitpunkt der stationären Aufnahme der Hochrisiko-Schwangeren in Absprache mit der Entbindungsklinik.
- Da Verblutungstodesfälle bei Plazentationsstörungen im Zustand nach Sectio überwiegend vor 36 SSW auftreten, ist die Planung der Schnittentbindung in Absprache

mit den Neonatologen ab vollendeten 34 SSW empfehlenswert. Jede optimierte Planung droht ins Leere zu laufen, wenn wegen akuter Blutung am Wochenende oder nachts notfallmäßig interveniert werden muss.

- Interdisziplinär vereinbarte Anweisungen zur Therapie intra- und postpartaler Blutungen sollten in jeder geburtshilflichen Abteilung verfügbar sein und in Zusammenarbeit mit Blutbank und Labor regelmäßig aktualisiert und diskutiert werden (Empfehlung 9).
- Bei präpartaler Hospitalisierung vorsorgliche, bei Notfalleinweisung sofortige Bereitstellung von vier (!) gekreuzten Erythrozytenkonzentraten (EK) bzw. Blutkonserven (Empfehlung 8) sowie ausreichenden Mengen von fresh frozen plasma (FFP).
- erfahrener Operateur,
- bei therapieresistenter Blutung rechtzeitige Indikationsstellung zur lebensrettenden Hysterektomie, insbesondere bei Placenta praevia accreta/increta/percreta und Placenta praevia cervicalis,
- zeitnahe Hb- und HK-Kontrolle nach Beendigung der Sectio. Rechtzeitig ausreichende Erythrozytenkonzentrat- oder Bluttransfusionen,
- lückenlose postoperative Überwachung der Kreislaufparameter durch kompetentes Personal einschließlich erforderlicher Laborkontrollen (2).

5 Zusammenfassung

Mit Hilfe risikoadaptierter Vorsorge in Verbindung mit generellem, zeitgerechtem Risk-Management erscheint bei Plazentationsstörungen im Status nach Sectio eine weitere Reduzierung mütterlicher Verblutungstodesfälle möglich.

6 Literatur

1. ACOG Committee opinion Nr. 266: Placenta accreta. Obstet Gynecol 2002; 99: 169–170

2. AG Medizinrecht: Zur postoperativen Überwachung bei Kaiserschnittpatientinnen. Frauenarzt 2007; 48: 68–69

3. Beck A, Vutuc C. Entwicklung der mütterlichen Mortalität in Österreich. Gemeinsame Tagung der Bayerischen Gesellschaft für Geburtshilfe und Frauenheilkunde und der Österreichischen Gesellschaft für Gynäkologie und Geburtshilfe München 2007

4. Gonser M. Pers. Mitt., 2007

5. Huch A, Chaoui R. Sectio caesarea. In: Schneider H, Husslein P, Schneider KTM (Hrsg.). Die Geburtshilfe. 3. Auflage. Springer Verlag, Berlin, Heidelberg, New York, 2006: 794

6. Kayem G, Davy C, Goffinet F, Thomas C, Clément D, Cabrol D. Conservative versus extirpative Management in cases of placenta accreta. Obstet and Gynecol 2004; 104: 531–536

7. Lack N (BAQ). Pers. Mitt., 2005

8. National Institute of Clinical Excellence, Scottish Executive Health Department, Department of Health, Social Services and Public Safety Northern Ireland. Why Mothers Die 1997–1999. The Confidential Enquiries into Maternal Deaths in the United Kingdom (CEMD). RCOG Press, London, 2001

9. National Institute of Clinical Excellence, Scottish Executive Health Department, Department of Health, Social Services and Public Safety Northern Ireland. Confidential Enquiry into Maternal and Child Health (CEMACH). Why Mothers Die 2000–2002. The Sixth Report of the Confidential Enquiries into Maternal Deaths in the United Kingdom. RCOG Press, London, 2004

10. National Institute of Clinical Excellence, Scottish Executive Health Department, Department of Health, Social Services and Public Safety Northern Ireland. Confidential Enquiry into Maternal and Child Health (CEMACH): Saving Mothers' Live: Reviewing maternal deaths to make motherhood safer – 2002–2005. The Sixth Report of the Confidential Enquiries into Maternal Deaths in the United Kingdom. RCOG Press, London, 2007

11. O'Brien JM, Barton JR, Donaldson ES. The management of placenta percreta: Conservative and operative strategies. Am J Obstet Gynecol 1996; 175: 1632–1638

12. Welsch H, Wischnik A. Müttersterblichkeit. In: Schneider H, Husslein P, Schneider KTM (Hrgs.). Die Geburtshilfe. 3.Aufl. Springer Verlag, Berlin, Heidelberg, New York, 2006: 1049–1063

13. Welsch H. unveröffentlichte Daten, 2007

Erstfassung	2005
Überarbeitung	2007
Beteiligte Fachgesellschaften, Arbeitsgemeinschaften und Organisationen	Deutsche Gesellschaft für Gynäkologie und Geburtshilfe · Arbeitsgemeinschaft Medizinrecht
Autoren der letzten Überarbeitung	Überarbeitung bestätigt durch alle Mitglieder der AG Medizinrecht (s. S. 5)
Anmerkungen	S1-Leitlinie Publiziert in: FRAUENARZT 2006; 47 (7): 659–660

DGGG Leitlinienregister 2008	4	Medizinrecht
	4.4	Pränatal- und Geburtsmedizin
	4.4.8	Postoperative Überwachung von Kaiserschnittpatientinnen
AWMF Leitlinienregister	015/056 (S1)	

Deutsche Gesellschaft für Gynäkologie und Geburtshilfe (DGGG),
Arbeitsgemeinschaft Medizinrecht (AGMedR)

Postoperative Überwachung von Kaiserschnittpatientinnen

Inhaltsverzeichnis

1 Gültige Empfehlungen

Verblutungstodesfälle nach Kaiserschnitten, die bei ordnungsgemäßer Überwachung der postoperativen Phase vermeidbar gewesen wären, geben Veranlassung, auf die geltenden Richtlinien für die postoperative Betreuung hinzuweisen.

Die postoperative Überwachung gynäkologischer und geburtshilflicher Patientinnen ist seit 1995 zwischen der Deutschen Gesellschaft für Gynäkologie und Geburtshilfe (DGGG), der Deutschen Gesellschaft für Anästhesie und Intensivmedizin (DGAI) und den betreffenden Berufsverbänden klar geregelt (3).

Die **Kernsätze** dieser Vereinbarung und der Empfehlungen der Deutschen Gesellschaft für Anästhesie und Intensivmedizin für die postoperative Überwachung (1, 2) lauten:

- „Nach Anästhesien im Zusammenhang mit therapeutischen Eingriffen ist die Patientin durch deren Auswirkung auf die vitalen Funktionen noch für mehrere Stunden akut gefährdet. Sie bedarf deshalb einer lückenlosen intensiven Überwachung.
- Diese lückenlose Überwachung erfordert eine ständige Präsenz des zuständigen Pflegepersonals. Das Pflegepersonal muss in der Lage sein, die Gefährdung von Vitalfunktionen zuverlässig und rechtzeitig zu erkennen. Nach Möglichkeit sollten Anästhesieschwestern zur Verfügung stehen.
- Der Aufwachraum ist ein Überwachungsraum ohne Stationscharakter, in dem die frisch Operierte so lange verbleibt, bis sie aus der Narkose erwacht und im Vollbesitz ihrer Schutzreflexe ist und keine unmittelbaren Komplikationen seitens der Vitalfunktionen mehr zu erwarten sind.
- Der Aufwachraum untersteht dem Anästhesisten.
- Für Maßnahmen der Überwachung sind grundsätzlich beide Fachgebiete zuständig. Frauenarzt und Anästhesist haben dafür zu sorgen, dass bei Komplikationen der fachlich zuständige Arzt umgehend zur Mitbehandlung zugezogen wird. Jeder der beteiligten Ärzte trägt die Verantwortung für die ordnungsgemäße Unterweisung und Beaufsichtigung des ihm unterstellten Pflegepersonals."

2 Organisation von Aufwacheinheiten

Die Organisation von Aufwacheinheiten ist geregelt durch die Empfehlung der DGAI und des Deutschen Krankenhausinstituts (DKI) in der Fassung von 1997 (1, 2), in der es über die Zuständigkeit heißt:

„Die Zusammenarbeit zwischen Operateur und Anästhesist richtet sich in der postoperativen Aufwachphase nach dem Vertrauensgrundsatz. Jeder der beiden Ärzte kann und muss sich darauf verlassen, dass der Partner mit dem ihm zugeordneten Pflegepersonal seine Tätigkeit mit der erforderlichen Qualifikation und gebotenen Sorgfalt ausübt.

Solange sich der Patient in der Aufwacheinheit befindet, fällt die Überwachung und Aufrechterhaltung der vitalen Funktionen in die Zuständigkeit und Verantwortung des Anästhesisten. Nach dem Vertrauensgrundsatz kann und muss sich der Operateur darauf verlassen, dass er vom Anästhesisten gerufen wird, falls Komplikationen sein Eingreifen erforderlich machen."

3 Apparative Ausstattung eines Aufwachraums

Die apparative Ausstattung eines Aufwachraums ist seit 1997 durch die DGAI ebenfalls geregelt (Anästh & Intensivmed 1997; 9 [38]: 470–474):

Minimalanforderungen an die apparative Ausstattung eines Aufwachraumes

A. Ausstattungen, deren Standard nicht unterschritten werden soll (Minimalforderungen) und die an jedem Arbeitsplatz benötigt werden

1. EKG-Monitor,
2. Blutdruckmessung (unblutig),
3. Sauerstoff-Insufflation,
4. Pulsoxymetrie,
5. Absaugung.

B. Ausstattungen, deren Standard nicht unterschritten werden soll (Minimalforderungen), die im Bedarfsfall in angemessener Zeit in Anspruch genommen werden können

1. Temperaturmessung,
2. Defibrillator,
3. Notfallinstrumente,
4. Beatmungsmöglichkeit (manuell, mit Sauerstoffanreicherung),
5. Kommunikationstechnik (Sicherstellung, dass jederzeit mit anderen Bereichen Verbindung aufgenommen werden kann).

4 Personelle Ausstattung

Kaiserschnitte, auch wenn sie meist problemlos verlaufen, haben nicht selten intra- und postoperativ ein erhebliches mütterliches Gefährdungspotential.

Während jedoch gynäkologische Patientinnen in der Regel nach einer Operation, auch nach kleineren Eingriffen, in einem Aufwachraum betreut werden, werden Frauen nach einem Kaiserschnitt häufig in den Kreißsaal oder in eine ihm angegliederte Räumlichkeit verlegt und dort von den Hebammen bzw. dem geburtshilflichen Personal mitversorgt.

Gegen diese Praxis ist jedoch nur dann nichts einzuwenden, wenn die postoperative Überwachung im Kreißsaal unter den gleichen Bedingungen wie in einem Aufwachraum stattfindet, also mit ständiger Präsenz kompetenten Betreuungspersonals sowie der vorgeschriebenen apparativen Ausstattung. Diese Voraussetzungen sind aber oft nicht gegeben.

Die gleichzeitige Leitung einer Entbindung durch die überwachende Hebamme erfüllt die Bedingung einer ständigen Präsenz z. B. nicht, da bei einer Geburt jederzeit mit einer unvorhergesehenen Unabkömmlichkeit gerechnet werden muss.

Wenn keine Anästhesieschwestern zur Verfügung stehen, muss nach den geltenden Vorschriften gesichert sein, dass das gesamte Pflegepersonal in der Lage ist, „die Gefährdung von Vitalfunktionen zuverlässig und rechtzeitig zu erkennen". Hebammen und Kreißsaalpersonal können überfordert sein, wenn von allen rund um die Uhr auch noch die Spezialkenntnisse der postoperativen Überwachung erwartet werden, die in den Richtlinien vorgeschrieben sind.

Die ärztliche Zuständigkeit muss klar geregelt und auch allen Beteiligten bekannt sein. Die Verantwortung liegt bei der geburtshilflichen Einheit; sie kann aber auch vom Anästhesisten und vom Geburtshelfer gemeinsam getragen werden.

Eine klare Regelung der Kompetenzen und Zuständigkeiten ist besonders dann wichtig, wenn es sich um geburtshilfliche Einheiten handelt, die mit Belegärzten zusammenarbeiten.

Der für die Geburtshilfe verantwortliche Arzt muss damit rechnen, dass ihm Zwischenfälle, die auf das Fehlen der Voraussetzungen für die postoperative Überwachung zurückzuführen sind, als Organisationsverschulden angelastet werden (4).

5 Zusammenfassung

Die postoperative Überwachung einer Kaiserschnittpatientin muss nach den gleichen Prinzipien erfolgen wie bei allen anderen operativen Eingriffen. Diese Prinzipien sind durch Vereinbarungen zwischen den wissenschaftlichen Gesellschaften der Geburtshilfe und der Anästhesie klar definiert. Wenn – etwa bei der Überwachung im Kreißsaal – diese Voraussetzungen nicht gegeben sind, trifft den für die Organisation der postoperativen Überwachung Verantwortlichen der Vorwurf des Organisationsverschuldens. Letztlich sind dies der leitende Arzt der geburtshilflichen Abteilung, der diese Mängel erkennen und beheben muss, und der Krankenhausträger, der für eine zweckentsprechende Organisation des Krankenhauses zu sorgen hat (4). Der Geburtshelfer muss ihn jedoch nachdrücklich auf diese Ressourcen-Mängel hinweisen und dies ggf. auch belegen können.

6 Literatur

1. Empfehlungen zur Organisation und Einrichtung von Aufwacheinheiten in Krankenhäusern. Anästh. Intens Med 1997; 38: 216–218, zit. nach: Weissauer W, Opderbecke HW. Entschließungen der Deutschen Gesellschaft für Anästhesiologie. Aktiv Druck & Verlags-GmbH, Ebelsbach, 1999: III 3–14; ISDN 3-932653-04-1

2. Leitlinien für die postoperative Überwachung, Leitlinien der Deutschen Gesellschaft für Anästhesiologie und Intensivmedizin. Anästhesiologie und Intensivmedizin 1998; 39: 202

3. Vereinbarung über die Zusammenarbeit in der operativen Gynäkologie und in der Geburtshilfe der Deutschen Gesellschaft für Anästhesie und Intensivmedizin und des Berufsverbands Deutscher Anästhesisten mit der Deutschen Gesellschaft für Gynäkologie und Geburtshilfe und dem Berufsverband der Frauenärzte. Frauenarzt 1996; 37 (8): 1172–1177

4. Weissauer W. pers. Mitt. 4.11.2004

Erstfassung	2006
Überarbeitung	2008
Beteiligte Fachgesellschaften, Arbeitsgemeinschaften und Organisationen	Deutsche Gesellschaft für Gynäkologie und Geburtshilfe · Arbeitsgemeinschaft Medizinrecht
Autoren der letzten Überarbeitung	Überarbeitung bestätigt durch alle Mitglieder der AG Medizinrecht (s. S. 5)
Anmerkungen	S1-Leitlinie

Autorenverzeichnis Medizinrecht

Reinhard **Baur**
Vorsitzender Richter am OLG Hamm
Windbreede 4
D – 48157 Münster

Prof. Dr. med. Dietrich **Berg**
D – 92224 Amberg

PD Dr. med. Gabriele **Bonatz**
Augusta-Krankenanstalt
Frauenklinik
Bergstraße 26
D – 44701 Bochum

Prof. Dr. med.
Joachim W. **Dudenhausen**
Klinik für Geburtsmedizin
Charité
Augustenburger Platz 1
D – 13353 Berlin

Prof. Dr. med. Walter **Geiger**
D – 66119 Saarbrücken

Claudia **Halstrick**
Kanzlei Braun & Kollegen
Pettenkoferstraße 35
D – 80336 München

Dr. jur. Ulrich **Hamann**
Vizepräsident des OLG Celle
Schlossplatz 2
D – 29221 Celle

Prof. Dr. med. Hermann **Hepp**
D – 82266 Buch

Prof. Dr. med. Ernst-J. **Hickl**
D – 20105 Hamburg

Prof. Dr. med. Erich **Keller**
Klinikum Ingolstadt
Geschäftsführung, Ärztlicher Direktor
Krumenauer Straße 25
D – 85049 Ingolstadt

Prof. Dr. jur. Bernd-Rüdiger **Kern**
Universität Leipzig
Juristenfakultät
Burgstraße 27
D – 04109 Leipzig

Prof. Dr. jur. Hans **Lilie**
Universität Halle-Wittenberg
Juristische Fakultät
Universitätsplatz 6
D – 06900 Halle

Silvia **Nemetschek**
Ltd. Oberstaatsanwältin
Generalstaatsanwaltschaft
Schlossplatz 2
D – 29221 Celle

Dr. jur. F. J. **Pelz**
D – 48161 Münster

F. M. **Petry**
Rechtsanwalt
Ecclesia-Versicherungsdienst
Klingenbergstraße 4
D – 32758 Detmold

Dr. jur. Rudolf **Ratzel**
Sozietät Dr. Rehborn – Rechtsanwälte
Ottostraße 1
D – 80333 München

Prof. Dr. med. Rüdiger **Rauskolb**
Geschäftsstelle der BLFG
Bürgermeister-Peters-Straße 2 B
D – 37154 Northeim

Prof. Dr. med. Klaus **Renziehausen**
D – 09117 Chemnitz

Prof. Dr. jur. Andreas **Spickhoff**
Universität Regensburg
Juristische Fakultät
Universitätsstraße 31
D – 93051 Regensburg

Prof. Dr. jur. Eva **Schumann**
Universität Göttingen
Juristische Fakultät
Weender Landstraße 2
D – 37073 Göttingen

Prof. Dr. med. Thomas **Schwenzer**
Klinikum Dortmund
Frauenklinik
Beurhausstraße 40
D – 44137 Dortmund

Dr. med. Franz **Staufer**
Ernst-Reuter-Platz 2
D – 85221 Dachau

Prof. Dr. med. Alexander **Teichmann**
Klinikum Aschaffenburg
Frauenklinik
Am Hasenkopf 1
D – 63739 Aschaffenburg

Prof. Dr. jur. Dr. rer. pol.
Klaus **Ulsenheimer**
Ulsenheimer ■ Friederich Rechtsanwälte
Rechtsanwälte
Maximiliansplatz 12
D – 80333 München

Patrick **Weidinger**
Rechtsanwalt
Deutsche Ärzteversicherung und
DBV-Winterthur-Versicherung
Colonia-Allee 10–20
D – 51067 Köln

Prof. Dr. med. Hermann **Welsch**
D – 81543 München

Prof. Dr. med. Arthur **Wischnik**
Zentralklinikum
Frauenklinik
Stenglinstraße 2
D – 86156 Augsburg

Prof. Dr. med. Klaus **Vetter**
Vivantes Klinikum Neukölln
Klinik für Geburtsmedizin
Rudower Straße 48
D – 12351 Berlin

R. Ratzel

Qualitätssicherung, Leitlinien und Recht

Strukturelle Vorgaben

Inhaltsverzeichnis

1 Qualitätssicherung und Berufsordnung

Die zentrale Norm zur Qualitätssicherung im ärztlichen Berufsrecht ist § 5 der Musterberufsordnung. Danach ist der Arzt verpflichtet, an den von der Ärztekammer eingeführten Maßnahmen zur Sicherung der Qualität der ärztlichen Tätigkeit teilzunehmen und der Ärztekammer die hierzu erforderlichen Auskünfte zu erteilen. Die Diskussion der Qualitätssicherung ärztlicher Berufsausübung ist viel älter als die Vorschrift selbst. Sie wurde erst 1988 vom 91. Deutschen Ärztetag in die Berufsordnung aufgenommen, ohne dass dies zum damaligen Zeitpunkt größere Veränderungen bewirkt hätte. Bereits bestehende Qualitätssicherungsmodelle wie etwa die flächendeckenden Perinatalstudien (als Beispiel für die Ergebnisqualität) oder auch die Richtlinien der Bundesärztekammer zur Qualitätssicherung in medizinischen Laboratorien bestanden bereits zuvor. Gelegentlich wird von einer Qualitätssicherungskonkurrenz zwischen Kammer und KV gesprochen. Diese Konkurrenz bestand in der Tat im Bereich der nicht qualifikationsbezogenen Qualitätssicherung (also z. B. Prozessqualität). Die Qualifikation aufgrund der Facharztanerkennung gehört allerdings ausschließlich in den Bereich des Berufsrechts. Dies wird durch die aktuelle Fassung des § 135 Abs. 2 SGB V klargestellt. Für die Qualitätssicherungsrichtlinien im Rahmen der GKV ist der Gemeinsame Bundesausschuss (G-BA) gemäß § 137 SGB V zuständig.[1] Da dies den ganz überwiegenden Anteil am Gesundheitswesen ausmacht und dem G-BA eine bisher nicht gekannte Machtfülle eingeräumt worden ist, kann man heute weniger von einer echten Qualitätssicherungskonkurrenz, sondern eher von einer Qualitätssicherungsdominanz der sozialversicherungsrechtlichen Instrumente ausgehen.

2 Die Teilnahmepflicht des Arztes

Nimmt der Arzt nicht an den von der Ärztekammer eingeführten Maßnahmen zur Qualitätssicherung teil, kann dies auf verschiedene Weise geahndet werden. Bei festgestellten Mängeln kann er z. B. zu einem Kolloquium geladen werden. Im Falle des Nichtbestehens können ihm bestimmte ärztliche Tätigkeiten untersagt werden. Bei Zuwiderhandlungen sind sämtliche Maßnahmen der Berufsgerichtsbarkeit möglich. Im vertragsärztlichen Bereich ist der Entzug der Abrechnungserlaubnis für bestimmte Leistungspositionen ein probates Mittel, den Arzt zur Teilnahme an Qualitätssicherungsmaßnahmen anzuregen. Im ambulant-operativen Bereich können entsprechende Einrichtungen bei Nichtbeachtung der Qualitätssicherungsmaßnahmen durch die nach Landesrecht zuständige Behörde geschlossen werden. Für die Vertragsärzte enthält § 285 Abs. 1 Nr. 6 i.V.m. § 285 Abs. 2 SGB V insofern eine Einschränkung der ärztlichen Schweigepflicht, als personenbezogene Angaben über Ärzte und Versicherte zur Durchführung von Qualitätsprüfungen erhoben und verwendet werden dürfen.

---

1 In der seit dem 1.7.2008 gemäß Art. 8 GKV-WSG geltenden Fassung.

3 Qualitätssicherung und -management

Gemäß § 135 a Abs. 1 SGB V sind Leistungserbringer zur Sicherung und Weiterentwicklung der Qualität der von ihnen erbrachten Leistungen verpflichtet. Die Leistungen müssen dem jeweiligen Stand der wissenschaftlichen Erkenntnisse entsprechen und in der fachlich gebotenen Qualität erbracht werden. Durch § 135 a Abs. 2 SGB V werden zugelassene Krankenhäuser, stationäre Vorsorgeeinrichtungen und stationäre Rehabilitationseinrichtungen verpflichtet, ein internes Qualitätsmanagement einzuführen und weiterzuentwickeln. Nach der Gesetzesbegründung wird unter Qualitätsmanagement eine Managementmethode verstanden, die auf die Mitwirkung aller Mitarbeiter gestützt die Qualität in den Mittelpunkt ihrer Bemühungen stellt und kontinuierlich bestrebt ist, die Bedürfnisse der Patienten, Mitarbeiter, Angehörigen oder beispielsweise auch der zuweisenden Ärzte zu berücksichtigen. Besondere Bedeutung wird der Zusammenarbeit zwischen allen beteiligten Berufsgruppen ohne Rücksicht auf hierarchische Unterschiede beigemessen, das Ganze natürlich ordentlich dokumentiert. Welches Qualitätsmanagement anzuwenden ist, ist (noch) nicht verbindlich vorgegeben. Mit der seit dem 1.7.2008 geltenden Fassung von § 137 SGB V kommt dem G-BA aber auch hier eine große und zentrale Bedeutung zu. So ist er nicht nur – wie schon bisher – für die Qualitätssicherungsrichtlinien im Rahmen der vertragsärztlichen Versorgung und der zugelassenen Krankenhäuser zuständig, sondern er hat auch gemäß § 137 Abs. 1 Nr. 2 Kriterien für die indikationsbezogene Notwendigkeit und Qualität der durchgeführten diagnostischen und therapeutischen Leistungen, insbesondere aufwendiger medizinisch-technischer Leistungen, festzulegen. Dies betrifft u.a. Mindestanforderungen an die Struktur-, Prozess- und Ergebnisqualität. Die Richtlinien sollen, soweit möglich, sektorenübergreifend erlassen werden. Zur Evaluierung bedient sich der G-BA gemäß § 137 a SGB V einer fachlich unabhängigen Institution, die nach einer öffentlichen Ausschreibung den Auftrag erhalten soll. Gemäß § 137 a Abs. 2 SGB V ist die Institution insbesondere zu beauftragen,

- für die Messung und Darstellung der Versorgungsqualität möglichst sektorenübergreifend abgestimmte Indikatoren und Instrumente zu entwickeln,
- die notwendige Dokumentation für die einrichtungsübergreifende Qualitätssicherung unter Berücksichtigung des Gebotes der Datensparsamkeit zu entwickeln,
- sich an der Durchführung der einrichtungsübergreifenden Qualitätssicherung zu beteiligen und, soweit erforderlich, die weiteren Einrichtungen, die an den Qualitätssicherungsmaßnahmen mitwirken, einzubeziehen sowie die Ergebnisse der Qualitätssicherungsmaßnahmen durch die Institution in geeigneter Weise und in einer für die Allgemeinheit verständlichen Form zu veröffentlichen.

Gemäß § 137 a Abs. 3 SGB V sind bei der Entwicklung der Inhalte nach Absatz 2 die Kassenärztlichen Bundesvereinigungen, die Deutsche Krankenhausgesellschaft, der Spitzenverband Bund der Krankenkassen, der Verband der privaten Krankenversicherung, die Bundesärztekammer, die Bundeszahnärztekammer, die Bundespsychotherapeutenkammer, die Berufsorganisationen der Krankenpflegeberufe, die wissenschaftlichen medizinischen Fachgesellschaften, die für die Wahrnehmung der Interessen der Patientinnen und Patienten und der Selbsthilfe chronisch kranker und behinderter Menschen maßgeblichen Organisationen auf Bundesebene sowie der oder die Beauftragte der Bundesregierung für die Belange der Patientinnen und Patienten zu beteiligen.

4 Die Leitliniendebatte

Ausgelöst durch die zu Recht geführte Qualitätssicherungsdiskussion Anfang der 90er-Jahre wird die Ärzteschaft von einer Flut von „Leitlinien", „Richtlinien" und „Empfehlungen" überrollt, so dass man sich inzwischen schon genötigt sah, „Leitlinien für Leitlinien" zu verabschieden. Ob damit letztlich mehr Rechtssicherheit für Patient und Arzt geschaffen wird, ist derzeit noch offen. Sich zum Teil deutlich widersprechende „Leitlinien" von Fachgruppen mit gemeinsamen Schnittmengen sind nicht unbedingt geeignet, das Vertrauen in „Leitlinien" zu stärken. Neben sprachlichen Ungenauigkeiten gibt es Unterschiede über die Zieldefinition von Leitlinien. Auf der Homepage der AWMF heißt es hierzu:

„Die Leitlinien der wissenschaftlichen medizinischen Fachgesellschaften sind systematisch entwickelte Hilfen für Ärzte zur Entscheidungsfindung in spezifischen Situationen. Sie beruhen auf aktuellen wissenschaftlichen Erkenntnissen und in der Praxis bewährten Verfahren und sorgen für mehr Sicherheit in der Medizin, sollen aber auch ökonomische Aspekte berücksichtigen. Die ‚Leitlinien' sind für Ärzte rechtlich nicht bindend und haben daher weder haftungsbegründende noch haftungsbefreiende Wirkung."

Im Gegensatz zu früheren Verlautbarungen taucht bei den Kriterien für die Qualität von Leitlinien auch das Kosten-Nutzen-Verhältnis auf. Dieser Gesichtspunkt wird nicht zuletzt mit Rücksicht auf die Rechtsprechung des BSG[2] größere Bedeutung gewinnen. Danach sollen

„Leitlinien ... zur Verbesserung der medizinischen Versorgung bei akzeptablen Kosten führen".

Dies ist ein weiteres Indiz dafür, wie Kostengesichtspunkte zunehmend Eingang in die Qualitätssicherungs- und Standarddiskussion finden. Allerdings gilt nach wie vor, dass der Facharztstandard geschuldet wird.[3] Zwar ist es auch im Bereich der zivilrechtlichen Arzthaftung anerkannt, dass Kostenargumente in den Standard einfließen können. Gerade die Richtlinien des G-BA werden von den Zivilgerichten zunehmend als

2 BSGE 81, 54; 81, 74.
3 BGH, NJW 1998, 1778.

Standard(untergrenze) herangezogen.[4] Dies rechtfertigt es aber nach ganz h.M.[5] nicht, einen vorhandenen Standard alleine aus Kostengründen abzusenken.

Neuen Auftrieb bekam die „Leitlinien-Diskussion“ durch das GKV-Gesundheitsreformgesetz 2000, das Prinzip der evidence based medicine (EBM) im Bereich der Qualitätssicherung ambulanter und stationärer Leistungen zu implementieren. Parallel gewinnen die Entscheidungen des G-BA dadurch an Bedeutung, dass das BSG den Anspruch des Versicherten unter den Vorbehalt der Leistungspflicht des Leistungserbringers stellt. Aus haftungsrechtlicher Sicht stellt sich letztlich die Frage, ob denn „Leitlinien, Richtlinien und Empfehlungen“ wirklich etwas Neues darstellen oder ob es sich nicht vielmehr um altbekannte methodische Ansätze handelt, die im Verkehr erforderliche Sorgfalt (§ 276 BGB) zu umreißen bzw. der „neuen Terminologie“ anzupassen.[6]

5 Leitlinien, Richtlinien, Empfehlungen, Versuch einer Definition

Nach der gemeinsamen Definition von KBV und Bundesärztekammer[7] sind

„Leitlinien ... systematisch entwickelte Entscheidungshilfen über die angemessene ärztliche Vorgehensweise bei speziellen gesundheitlichen Problemen. ... Leitlinien sind wissenschaftlich begründete und praxisorientierte Handlungsempfehlungen.

... Leitlinien sind Orientierungshilfen im Sinne von Handlungs- und Entscheidungskorridoren, von denen in begründeten Fällen abgewichen werden kann oder sogar muss. ...

Der Begriff Richtlinien sollte hingegen Regelungen des Handelns oder Unterlassens vorbehalten bleiben, die von einer rechtlich legitimierten Institution konsentiert, schriftlich fixiert und veröffentlicht wurden, für den Rechtsraum dieser Institution verbindlich sind und deren Nichtbeachtung definierte Sanktionen nach sich zieht. Die Inhalte der vorliegenden Empfehlungen beziehen sich ausdrücklich nicht auf Richtlinien der ärztlichen Selbstverwaltungskörperschaften.“

Richtlinien unterscheiden sich im Hinblick auf ihre Verbindlichkeit also jedenfalls dann schon formal von Leitlinien, wenn sie über das Satzungsrecht einer Kammer zu verbindlichem Berufsrecht werden bzw. als untergesetzliche Norm im Rahmen des SGB V beachtet werden müssen.[8] Inwieweit dies, insbesondere bei einer dynamischen Verwei-

4 Müller, Arzthaftung in Zeiten knapper Kassen, Festschrift f. Günther Hirsch 2008, 413, 420.
5 Steffen/Pauge, Rdnr. 136; Geiß/Greiner, B 9 a; Müller, aaO.
6 Hart, MedR 1998, 8ff.; ders. VSSR 2002, 265ff.
7 DÄ 1997 (A) 2154.
8 Clemens, MedR 1996, 432ff.; KG, Urt. v. 2.10.2003 – 20 U 402/01, NJW 2004, 691; BGH, Urt. v. 25.11.2003, VI ZR 8/03, NJW 2004, 1452 (Mutterschaftsrichtlinien = Standard).

sung, rechtlich zulässig ist, ist Gegenstand tief greifender Diskussionen. Soweit Fachgesellschaften und Berufsverbände eigene Verlautbarungen als „Richtlinien" bezeichnen, ist dies rechtlich unerheblich. Es handelt sich i.d.R. um generalisierende sachverständige Meinungsäußerungen.

Die Frage der Verbindlichkeit von Leitlinien ist in der Literatur umstritten[9]. Während Geiß/Greiner[10] darauf verweisen, dass Leitlinien nicht unbesehen mit Standard gleichgesetzt werden können, hält Hart[11] Leitlinien unter Bezug auf die Definition der Zentralstelle der deutschen Ärzteschaft zur Qualitätssicherung in der Medizin für verbindlich. Leitlinien sind nach Hart mehr als „Empfehlungen". Er setzt Leitlinien mit Standards gleich. Damit befindet er sich in Einklang mit der internationalen Diskussion um Guidelines, da die im deutschen Sprachraum getroffene Unterscheidung zwischen „Leitlinie" und „Richtlinie" im anglo-amerikanischen Raum unbekannt ist und eine Differenzierung hinsichtlich ihrer Verbindlichkeit nicht vorgenommen wird. Ob dieser Verzicht auf Differenzierung – entgegen dem Willen der „Schöpfer von Leitlinien" – trägt, muss an dieser Stelle nicht entschieden werden. Maßgeblich ist, welchen Einfluss Empfehlungen, Leitlinien und Richtlinien auf die im Verkehr erforderliche Sorgfalt gemäß § 276 BGB nehmen. Für diese Abgrenzung stehen bewährte juristische Werkzeuge zur Verfügung (dazu unten).

6 Leitlinien und Berufsrecht

Gemäß § 11 Abs. 1 Musterberufsordnung (MBO) verpflichtet sich der Arzt mit Übernahme der Behandlung dem Patienten gegenüber zur gewissenhaften Versorgung mit geeigneten Untersuchungs- und Behandlungsmethoden. Diese Norm ist die berufsrechtliche Ausformung des zivilrechtlichen Grundsatzes in § 276 BGB, wonach der Arzt bei der Behandlung seiner Patienten die im Verkehr erforderliche Sorgfalt zu beachten hat. Unter dieser beruflich gebotenen Sorgfalt ist nicht nur die übliche Sorgfalt zu verstehen, sondern die berufsspezifischen Sorgfaltspflichten. Diese orientieren sich an dem jeweiligen, dem behandelnden Arzt bei zumutbarer Anstrengung zugänglichen und verfügbaren Stand der medizinischen Wissenschaft. Dadurch, dass von geeigneten Verfahren die Rede ist, wird deutlich, dass die Berufsordnung keine Verpflichtung auf die so genannte „Schulmedizin" beinhaltet, sondern von dem von der Rechtsprechung gebilligten „Grundsatz der Methodenfreiheit" ausgeht. Der Grundsatz der Methodenfreiheit findet jedoch berufs- und haftungsrechtlich dann seine Grenze, wenn die von dem Arzt vorgeschlagene Methode mittlerweile von einer neueren risikoärmeren und/oder weniger be-

9 Jorzig/Feifel, GesR 2004, 310ff.; Bergmann, GesR 2006, 337ff.
10 Geiß/Greiner, 5. Aufl. Rdnr. B 9 a.; so jetzt auch ausdrücklich BGH, Beschl. v. 28.3.2008 – VI ZR 57/07.
11 Hart, MedR 1998, 8, 11.

lastenden Methode abgelöst worden ist, worüber in der medizinischen Wissenschaft im Wesentlichen Einigkeit bestehen sollte[12] oder von den anerkannten Regeln medizinischer Behandlung diametral abgewichen wird.[13] Als Ausprägung der letztgenannten Alternative bestimmt § 11 Abs. 2 MBO, dass es der ärztliche Berufsauftrag verbietet, diagnostische oder therapeutische Methoden unter missbräuchlicher Ausnutzung des Vertrauens, der Unwissenheit, der Leichtgläubigkeit oder der Hilflosigkeit von Patienten anzuwenden. Die Vorschrift wendet sich u. a. gegen Scharlatane, die die Not kranker Menschen zur Mehrung des eigenen Vorteils, sei er finanzieller oder persönlicher Natur (Eitelkeit), ausnutzen. Die Zielrichtung ähnelt § 3 HWG, wonach eine irreführende Werbung für Methoden und Arzneimittel insbesondere dann vorliegt, wenn ihnen eine therapeutische Wirksamkeit oder Wirkung beigelegt wird, die sie nicht haben, oder fälschlich der Eindruck erweckt wird, dass ein Erfolg mit Sicherheit erwartet werden könne. Insgesamt gesehen, lässt sich aus der MBO keine Förderung der „Leitlinien-Euphorie" herleiten.

7 Qualitätssicherung, Leit- und Richtlinien in der stationären Versorgung

Zentrale Norm der Qualitätssicherung im Krankenhaus ist jetzt § 137 SBG V, insbesondere § 137 Abs. 3 SGB V. Danach beschließt der G-BA u.a. Maßnahmen zur Überprüfung der Fortbildungspflicht der Fachärzte, einen Katalog planbarer Leistungen, die nach den §§ 17 und 17 b des Krankenhausfinanzierungsgesetzes, bei denen die Qualität des Behandlungsergebnisses in besonderem Maße von der Menge der erbrachten Leistungen abhängig ist, sowie Mindestmengen[14] für die jeweiligen Leistungen je Arzt oder Krankenhaus und Ausnahmetatbestände, Grundsätze für die Einholung von Zweitmeinungen sowie Inhalt und Umfang der in zweijährigem Turnus zu veröffentlichenden Qualitätsberichte der Krankenhäuser.[15] Erfüllt ein Krankenhaus die Mindestmenge nicht, darf es entsprechende Leistungen nicht erbringen. Dies gilt sogar schon dann, wenn dies absehbar ist.

---

12 BGHZ 102, 17.

13 OLG Koblenz, NJW 1996, 1600.

14 Stollmann, Mindestmengenregelung nach § 137 SGB V – Ausnahmeentscheidung der Planungsbehörde, GesR 2007, 303ff.

15 Siehe hierzu bislang Vereinbarung über Inhalt und Umfang eines strukturierten Qualitätsberichts.

8 Leitlinien, Standard und „im Verkehr erforderliche Sorgfalt“

Die Diskussion um den medizinischen Standard bzw. den „Stand der medizinischen Erkenntnis zur Zeit der Behandlung“ ist keineswegs neu und auf das Gebiet des medizinischen Standards beschränkt.[16] Im Baurecht kennt man den Begriff der „allgemein anerkannten Regeln der Baukunst“. Sie sollen die Summen der im Bauwesen anerkannten wissenschaftlichen, technischen und handwerklichen Erfahrungen darstellen, die durchweg bekannt und als richtig und notwendig anerkannt sind. Dem Juristen, insbesondere dem Anwalt bei der Beratung seines Mandanten, ist diese Problematik unter dem Stichwort „herrschende Meinung“ vertraut. Den Mandanten wird es kaum befriedigen, dass ihn sein Rechtsberater mit den wissenschaftlich überlegenen und schlagkräftigen Argumenten eines oder mehrerer Hochschulprofessoren vertreten hat, wenn diese Argumente nicht von den Gerichten geteilt werden. Die Pflicht zur Beachtung derartigen Erfahrungswissens ist aber prinzipiell unabhängig davon, in welches „äußere Gewand“ diese Erkenntnisse gekleidet sind. Dies ist durch die besondere Dynamik[17] des „Standardbegriffs“ bedingt, der eben gerade nicht statisch ist, sondern sich laufend verändert. Dies ist ein wichtiges Argument, Leitlinien nicht undifferenziert mit Standard gleichzusetzen. Folgerichtig findet die mancherorts in der Medizin anzutreffende Leitliniengläubigkeit in der aktuellen Rechtsprechung[18] keinen Widerhall. Der BGH[19] hat erst jüngst bekräftigt, dass Leitlinien nicht unbesehen mit dem medizinischen Standard gleichgesetzt werden dürfen und im Prozess regelmäßig kein Sachverständigengutachten ersetzen. Dies gilt erst recht, wenn Leitlinien für einen längeren Zeitraum nicht überarbeitet werden. Dem kann zwar durch eine verstärkte Implementierung der „Leitlinien für Leitlinien“ entgegengewirkt werden. Die dort aufgestellten Grundsätze bürgen jedoch nur für eine formale Qualitätssicherung, nicht für ihre inhaltliche „Richtigkeit“. Im Übrigen muss man sich davor hüten, bei aller „Leitliniengläubigkeit“ den konkreten personellen und sachlichen Rahmen eines ärztlichen Entscheidungsprozesses zu vernachlässigen. Die Rechtsprechung hat stets hervorgehoben, der Standard dürfe sich nicht nur an Universitätskliniken und Spezialkrankenhäusern orientieren, sondern müsse die dem Patienten örtlich zur Verfügung stehenden Möglichkeiten mitberücksichtigen. Dies schließt ein, dass nicht jede apparative und methodische Neuerung umgehend nachvollzogen werden muss.

---

16 Marburger, Die Regeln der Technik im Recht, 1979; v. Bar, Verkehrspflichten – Richterliche Gefahrsteuerungsgebote im deutschen Deliktsrecht, 1980.

17 OLG Köln, VersR 1991, 186 (Aciclovir).

18 OLG Düsseldorf, Urt. v. 25.1.2007 – I-8 U116/05, GesR 2007, 110ff.; OLG Koblenz, Urt. v. 24.5.2007 – 5 U 1735/06; VersR 2008, 355: Die von der DGGG entwickelten Leitlinien für den zeitlichen Ablauf einer Schnittentbindung (E-E-Zeit) können nicht ohne Weiteres auf eine Sectio übertragen werden, die nach einer häuslichen Uterusruptur notfallmäßig durchgeführt werden muss.

19 BGH, Beschl. v. 28.3.2008 – VI ZR 57/07.

9 Die normative Kraft des Faktischen, Leitlinien als „soft law"

Aufgrund der vorstehenden Ausführungen den Schluss zu ziehen, Leitlinien seien rechtlich irrelevant, wäre allerdings völlig verfehlt. Über Leitlinien werden Erfahrungswissen und Strukturvorgaben transportiert. Leitlinien stellen daher ebenso wie Sachverständigengutachten, Empfehlungen oder Lehrbuchinhalte sachverständige Äußerungen dar, die ein Indiz dafür abgeben können, was unter der im Verkehr erforderlichen Sorgfalt verstanden werden kann. Diese Indizwirkung wird desto stärker, als es sich um typisierte Fallvarianten handelt. Sie wird umso schwächer, als die Besonderheiten des einzelnen Falles überwiegen. Dementsprechend werden Leitlinien zuallererst in denjenigen Bereichen Wirkung entfalten, in denen es weniger um die individuelle ärztliche Entscheidung als vielmehr um Strukturvorgaben geht. Dies betrifft z. B. interkollegiale Vereinbarungen über die Zusammenarbeit einzelner Berufsgruppen wie z. B. die Vereinbarung zwischen Chirurgen und Anästhesisten über die Verantwortung für die prä-, intra- und postoperative Lagerung, die Vereinbarung über die Zusammenarbeit bei der Bluttransfusion oder die Vereinbarung zwischen Anästhesisten und Frauenärzten über die Zusammenarbeit in der operativen Gynäkologie und Geburtshilfe. Derartige Vereinbarungen werden von der Rechtsprechung[20] als Konkretisierung der im Verkehr erforderlichen Sorgfalt, d. h. als Verkehrsanschauung der betroffenen Fachkreise anerkannt. Dies ist nachvollziehbar, handelt es sich doch um die Absicherung allgemeingültiger Verfahrensabläufe, wie sie vorhersehbar in einer Vielzahl von Fällen – unabhängig von den Besonderheiten des einzelnen Krankheitsfalles – planbar sind. Im Übrigen werden Leitlinien ihre normative Kraft in der Regel über Sachverständigengutachten entfalten. Denn der Sachverständige muss die einschlägigen Leitlinien kennen, die für die Bewertung der ihm gestellten Sachfrage von Bedeutung sein können. Er ist allerdings nicht verpflichtet, sie seiner Bewertung zugrunde zu legen. Vielmehr hat er stets zu überprüfen, ob der Inhalt der Leitlinie sich mit seinem Erfahrungswissen deckt bzw. den Besonderheiten des konkreten Falles gerecht wird.[21] Er darf sich weder durch eine schlichte Bezugnahme auf die Leitlinie einer eigenen Bewertung entziehen, noch darf er seine eigene Bewertung apodiktisch in den Raum stellen, ohne sich mit den Aussagen der Leitlinie kritisch auseinandergesetzt zu haben.

10 Leitlinien und Beweislastverteilung

Arzthaftung ist Verschuldenshaftung. Der Eintritt eines Schadens begründet grundsätzlich keinen Anschein sorgfaltswidrigen Verhaltens.[22] Dies gilt mit Hinblick auf den Grundsatz der Methodenfreiheit normalerweise auch bei Abweichen von einer Leitlinie

20 BGH, MDR 1992, 160.
21 LG Saarbrücken, Urt. v. 29.1.2008 – 16 O 311/06.
22 Zöller, vor § 284, Rdnr, 20 a.; Weber, NJW 1997, 761ff.

zur Diagnostik und Therapie bestimmter Krankheitsbilder. Die Frage der Beweislastumkehr stellt sich schon begrifflich dann nicht, so lange sich der Arzt noch in dem von der Leitlinie selbst vorgegebenen „Entscheidungskorridor" befindet. Verlässt er diesen Bereich, kommt es darauf an, welchem Regelungsbereich die Leitlinie zuzuordnen ist. Handelt es sich um Leitlinien mit Strukturkomponenten, wie dies bei den interprofessionellen Vereinbarungen unterschiedlicher Fachgebiete der Fall ist, kann die Nichtbeachtung einer Aufgabenzuweisung zur Beweislastumkehr zulasten des Arztes führen. Die Situation ist mit der Frage der Beweislast bei der Vermeidung beherrschbarer Risiken zu vergleichen.[23] Betrifft die Leitlinie hingegen den Bereich der Diagnose- und Therapiewahl, begründet ein Abweichen – isoliert betrachtet – noch keine Beweislastumkehr. Vielmehr kommen dann die von der Rechtsprechung entwickelten Grundsätze zur Frage der Beweislastumkehr und -erleichterung für den Fall des groben Behandlungsfehlers bzw. der Nichterhebung von Befunden zum Tragen.[24]

---

23 OLG Düsseldorf, Urt.v.15.6. 2000 – 8 U 99/99, VersR 2000, 1019; LG München I, Urt. v. 7.7.2004 – 9 O 18834/00, GesR 2004, 512.
24 BGH, Urt. v. 23.3.2004 – VI ZR 428/02, GesR 2004, 1056.

Erstfassung	2008
Autor	Dr. jur. R. Ratzel, München

R. Erlinger

Personaleinsatz – Einarbeitung, Fortbildung

Neben der Qualifikation der Mitarbeiter im Sinne des Facharztstandards im ärztlichen Bereich und des entsprechenden Standards im pflegerischen Bereich (Fachpflegekräfte, examinierte Pflegekräfte) steht eine zweite Säule der Qualifikation, welche dem dynamischen Charakter des medizinischen Standards Rechnung trägt: die Frage der Einarbeitung der Mitarbeiter in die jeweiligen örtlichen Verhältnisse und der laufenden Fortbildung trotz und auf der Basis der einmal erworbenen formalen Qualifikationen. Wenn auch die entsprechenden Pflichten im ärztlichen Bereich stärker kodifiziert und auch häufiger Gegenstand der Rechtssprechung sind, gilt speziell im Hinblick auf die haftungs- und strafrechtlichen Auswirkungen vieles davon gleichermaßen für den pflegerischen Bereich.

Einarbeitung

Exemplarisch für die Verpflichtung zur Einarbeitung von Mitarbeitern und die möglichen rechtlichen Folgen aus ihrer Vernachlässigung kann ein Fall herangezogen werden, den das OLG Düsseldorf[1] entschieden hat:

Eine Ärztin im Praktikum war in einer geburtshilflichen Abteilung alleine zum Nachtdienst mit der Aufgabe der eigenverantwortlichen Leitung von normalen Geburten eingesetzt worden. Bei einer Schulterdystokie konnte sie diese nicht lösen und wandte stattdessen den Kristeller-Handgriff an, bei dem von außen Druck auf den Oberbauch

1 VersR 2001, 460.

ausgeübt wird, wodurch sich die Verkeilung der Schulter, statt gelöst zu werden, weiter verstärkte. Das Kind erlitt eine linksseitige Plexuslähmung mit Zwechfellparese und klagte (vertreten durch die Eltern) gegen das Krankenhaus.

Der Gutachter stellte einen groben Behandlungsfehler fest, den das Gericht aber nicht der noch unerfahrenen Ärztin im Praktikum zurechnete, sondern dem Krankenhausträger. Das Gericht ließ im Hinblick auf dessen Verschulden offen, ob der alleinige Einsatz einer ÄiP im Jahre 1992 zulässig war, da es auf jeden Fall an der notwendigen Einweisung fehlte. Die Ärztin im Praktikum durfte „angesichts ihres konkreten Kenntnisstandes nicht mit der verantwortungsvollen Aufgabe betraut werden. Die Schulterdystokie ist eine zwar seltene, aber durchaus typische Komplikation, die im Rahmen einer Entbindung plötzlich auftreten kann und ein unverzügliches Handeln erfordert. Einer in der Ausbildung befindlichen Ärztin darf deshalb die eigenverantwortliche Leitung einer geburtshilflichen Abteilung nur übertragen werden, wenn sie darüber informiert ist, auf welche Weise im Fall einer solchen Komplikation vorzugehen ist. An einer solchen Unterweisung fehlte es im Fall …"

Das Gericht rekurrierte ausdrücklich nicht auf die formale Stellung der Ärztin im Praktikum, sondern auf ihren konkreten Kenntnisstand und vor allem auf die fehlende Unterweisung in den Fragen, die typischerweise (nicht unbedingt häufig, denn diese Probleme lernt der Betreffende in der Regel im Studium) im Laufe des Dienstes auftreten können. Welche dies sind, hängt zum einen vom jeweiligen Fachgebiet, aber auch vom jeweiligen im Krankenhaus oder in der Praxis vorherrschenden Patientengut ab. Wie der Fall des OLG Düsseldorf zeigt, dürfen diesen Überlegungen aber nicht nur Regelfälle, sondern es müssen auch Notfälle und Komplikationen zugrunde gelegt werden.

Der Inhalt der notwendigen Unterweisung umfasst zum einen das allgemein Fachliche, zum anderen das für das jeweilige Haus oder die jeweilige Praxis Spezifische, also das konkrete Vorgehen, wie es im jeweiligen Haus üblich, notwendig und eingespielt ist.

Fortbildung

Die Fortbildung der Mitarbeiter ist in zweifacher Hinsicht von Bedeutung. Zum einen kann ein Arbeitgeber für Fehler, die seine nicht ausreichend fortgebildeten Mitarbeiter wegen dieses Wissensmangels begehen, einzustehen haben, weil er sich ihrer zur Erfüllung seiner vertraglichen Verpflichtungen gegenüber dem Patienten bedient, mit anderen Worten, sie zur Versorgung seiner Patienten einsetzt. Diese Fehler können ihm zugerechnet werden, er haftet dabei dafür, dass seine Mitarbeiter ihre eigene Fortbildungspflicht nicht eingehalten haben. Zum anderen kann der Arbeitgeber oder sonst organisatorisch Zuständige dafür haften, dass er seine eigene Pflicht, für eine ausreichende Fortbildung seiner Mitarbeiter zu sorgen, verletzt hat.

In einem Fall des OLG Köln war ein Patient nach einer Nebenhöhlenoperation von einer Schwester blass mit blauen Lippen und blauen Fingernägeln bewusstlos vorgefunden worden; es war ein Atemstillstand aufgetreten. Sie rief Hilfe herbei und schob den Patienten mit seinem Bett zum Fahrstuhl, um in den Operationstrakt zu gelangen, wo sich der inzwischen alarmierte Anästhesist aufhielt, der den Patienten intubierte und reanimierte. Infolge der zeitweiligen Sauerstoffunterversorgung des Gehirns verfiel der Patient jedoch in einen apallischen Zustand und ist seither ein Schwerstpflegefall. Das Gericht stellte fest, dass das Krankenhaus für die bei dem Patienten eingetretenen Schäden haftet, weil die Pflegekräfte nicht ausreichend geschult waren. Nach Ausführungen der Sachverständigen müssen die Pflegekräfte „fachlich dazu in der Lage sein, im Fall eines Atem- und/oder Kreislaufstillstands die notwendigen Sofortmaßnahmen zu ergreifen und nach einem vorgegebenen und eingeübten Schema ärztliche Hilfe herbeizurufen". Das OLG kritisierte, dass mit der auf Station tätigen Schwester das Krankenhaus Pflegepersonal zur Verfügung gestellt hat, das diesen Anforderungen nicht gewachsen war. Zudem haftet die Klinik selbst dafür, nicht „das Pflegepersonal durch wiederholte Schulungen auf Sofortmaßnahmen vorbereitet und diese eingeübt zu haben und vor allem auch in der HNO-Pflegeabteilung klare und verbindliche Anweisungen für den Notfall, insbesondere in Bezug auf das Herbeiholen ärztlicher Hilfe, angeordnet und durchgesetzt zu haben".[2]

Die Fortbildungspflicht hat rechtlich verschiedene Gesichtspunkte:

Berufsrechtliche Fortbildungspflicht auf fachlichem Gebiet

Die berufsrechtliche Pflicht des Arztes, sich laufend fortzubilden, ist gesetzlich[3] und standesrechtlich[4] festgelegt. Danach ist der Arzt „verpflichtet, sich in dem Umfange beruflich fortzubilden, wie es zur Erhaltung und Entwicklung der zu seiner Berufsausübung erforderlichen Fachkenntnisse notwendig ist".

Diese Pflicht im Auge haben die verschiedenen Punktesysteme der Landesärztekammern, mit denen die Erfüllung der Verpflichtung nachgewiesen werden kann. Die Bundesärztekammer hat auf dem 106. Deutschen Ärztetag in Bremen eine Mustersatzungsregelung Fortbildung und Fortbildungszertifikat beschlossen[5].

Nach dem Musterentwurf müssen in drei Jahren 150 oder in fünf Jahren 250 Punkte nachgewiesen werden, also pro Jahr 50 Punkte. Davon können 10 Punkte durch das

2 OLG Köln VersR 1997, 1404.
3 In den Kammergesetzten der Länder, in Bayern z. B. Art. 18 Abs. 1 Ziff. 1 HKaG.
4 § 4 MBO.
5 im Internet abrufbar unter http://www.bundesaerztekammer.de.

Selbststudium von Fachliteratur und -büchern[6], die restlichen 40 Punkte auf verschiedene Arten erworben werden, die in Tabelle 1 dargestellt sind.

Berufsrechtliche Pflicht auch zur rechtlichen Fortbildung

Weniger beachtet, aber natürlich zur Vermeidung gerade von rechtlichen Risiken wichtig ist auch eine weitere, nämlich eine rechtliche Fortbildungspflicht, die ebenfalls in der Berufsordnung festgeschrieben ist. Nach § 2 Abs. 5 MBO ist der Arzt verpflichtet, „sich über die für die Berufsausübung geltenden Vorschriften unterrichtet zu halten". Die juristische Sprengkraft – kann sich an ihr doch eine strafrechtliche Verurteilung, sogar wegen vorsätzlicher Tötung entscheiden – zeigte der berühmte „Kemptener Fall"[7]. Das LG Kempten hatte den behandelnden Arzt und den damals noch als Pfleger[8] eingesetzten Sohn einer Patientin wegen versuchten Totschlags verurteilt, weil sie angeordnet hatten, die Sondenernährung der schwerst hirngeschädigten Patientin einzustellen. Arzt wie Sohn waren der Meinung, dass dieses Verhalten rechtmäßig sei. Der Bundesgerichtshof, der das Urteil aus anderen Gründen aufhob, stellte sich die Frage, ob vielleicht eine Strafbarkeit entfallen könnte, weil ein den Vorsatz ausschließender Irrtum über die rechtliche Zulässigkeit der Maßnahme vorlag, was er aber verneinte:

„Die erhebliche Frage betraf einen Bereich, für welchen ein Allgemeinarzt durchaus als erfahren angesehen werden kann. Sein Beruf bringt es mit sich, dass er sich – u. a. im Rahmen ärztlicher Fortbildung – auch mit einschlägigen juristischen Fragestellungen zu beschäftigen hat ...".

Vertragsarztrechtliche Aspekte

Die Pflicht zur Fortbildung für an der vertragsärztlichen Versorgung Beteiligte wurde zum 1.1.2004 in das SGB V als § 95d eingefügt. Nach dieser Vorschrift ist jeder an der vertragsärztlichen Versorgung Beteiligte verpflichtet, „sich in dem Umfang fachlich fortzubilden, wie es zur Erhaltung und Fortentwicklung der zu seiner Berufsausübung in der vertragsärztlichen Versorgung erforderlichen Fachkenntnisse notwendig ist" (Abs. 1). Da dies parallel zu der gegenüber den Kammern nachzuweisenden standesrechtlichen Fortbildungspflicht läuft, ist eine Anerkennung der Fortbildungszertifikate vorgesehen (Abs. 2 Satz 1). Diese müssen allerdings in Zukunft den Anforderungen an die vertragsärztliche Weiterbildung entsprechen (Abs. 2 i.V.m. Abs. 6 Satz 2), insbesondere frei von wirtschaftlichen Einflüssen sein (Abs. 1 Satz 3). Das genauere Verfahren wird von der Kassenärztlichen Bundesvereinigung geregelt (Abs. 6). Der Nachweis hat jeweils für einen Zeitraum von fünf Jahren zu erfolgen, erstmals zum 30.6.2009 (Abs. 3

6 § 6 Abs. 2 Kategorie E der Mustersatzung.
7 BGHSt 40, 257.
8 Nach heutiger Rechtslage wäre es ein Betreuer.

Satz 3). Kann der Arzt den Nachweis nicht erbringen, so wird für die ersten vier Quartale das Honorar um 10%, danach um 25% gekürzt. Wenn der Arzt die Fortbildung bis zu diesem Zeitpunkt nicht nachgeholt hat, muss die Kassenärztliche Vereinigung einen Antrag auf Entzug der Zulassung stellen, der nach der Gesetzesbegründung im Regelfall auch begründet ist, da in der Nichterfüllung der Fortbildungspflicht eine gröbliche Verletzung der vertragsärztlichen Pflichten zu sehen ist[9]. Wichtig ist in diesem Zusammenhang, dass diese Pflicht gleichermaßen den ermächtigten Arzt trifft (§ 95d SGB V Abs. 4) und der jeweilige Arzt die Nachweise auch für bei ihm angestellte Ärzte erbringen muss (Abs. 5).

Tab. 1: Bewertung von Fortbildungen nach der Musterfortbildungsordnung der BÄK.

Kategorie A	Vortrag und Diskussion	1 Punkt pro Fortbildungseinheit, maximal 8 Punkte pro Tag
Kategorie B	Mehrtägige Kongresse im In- und Ausland	Wenn kein Einzelnachweis entsprechend Kategorie A bzw. C erfolgt, 3 Punkte pro 1/2 Tag bzw. 6 Punkte pro Tag
Kategorie C	Fortbildung mit konzeptionell vorgesehener Beteiligung jedes einzelnen Teilnehmers (z. B. Workshop, Arbeitsgruppen, Qualitätszirkel, Balintgruppen, Kleingruppenarbeit, Supervision, Fallkonferenzen, Literaturkonferenzen, praktische Übungen)	1. 1 Punkt pro Fortbildungseinheit, 1 Zusatzpunkt pro Veranstaltung bis zu 4 Stunden 2. höchstens 2 Zusatzpunkte pro Tag
Kategorie D	Strukturierte interaktive Fortbildung über Printmedien, Online-Medien und audiovisuelle Medien mit nachgewiesener Qualifizierung und Auswertung des Lernerfolgs in Schriftform.	1 Punkt pro Übungseinheit
Kategorie E	Selbststudium durch Fachliteratur und -bücher sowie Lehrmittel	Innerhalb der Kategorie E werden höchstens [30] [50] Punkte für [drei] [fünf] Jahre anerkannt
Kategorie F	Wissenschaftliche Veröffentlichungen und Vorträge	1. Autoren erhalten 1 Punkt pro Beitrag 2. Referenten/Qualitätszirkelmoderatoren erhalten 1 Punkt pro Beitrag/Poster/Vortrag zusätzlich zu den Punkten der Teilnehmer

9 Gesetzentwurf der Fraktionen SPD, CDU/CSU und Bündnis 90/Die Grünen vom 8.9.2003 S. 301.

Kategorie G	Hospitationen	1 Punkt pro Stunde, höchstens 8 Punkte pro Tag
Kategorie H	Curriculär vermittelte Inhalte, z. B. in Form von curriculären Fortbildungsmaßnahmen, Weiterbildungskurse, die nach der Weiterbildungsordnung für eine Weiterbildungsbezeichnung vorgeschrieben sind, Zusatzstudiengänge	1 Punkt pro Fortbildungseinheit
	Lernerfolgskontrolle	1 Zusatzpunkt bei den Kategorien A und C

Krankenhausrechtliche Aspekte

Für Krankenhausärzte ist der Nachweis in einem anderen Verfahren zu erbringen, nämlich im Rahmen der Qualitätssicherung. In § 137 SGB V wird der gemeinsame Bundesausschuss ermächtigt, Maßnahmen zur Qualitätssicherung zu beschließen, die neben anderem auch die Fortbildungspflicht regeln sollen:

„Der Gemeinsame Bundesausschuss fasst für zugelassene Krankenhäuser auch Beschlüsse über die im Abstand von fünf Jahren zu erbringenden Nachweise über die Erfüllung der Fortbildungspflichten der Fachärzte, der Psychologischen Psychotherapeuten und der Kinder- und Jugendlichenpsychotherapeuten ...“

Die Umsetzung dieser Maßnahmen muss alle zwei Jahre in einem strukturierten Qualitätsbericht dargestellt werden (Abs. 3 Nr. 4). Falls das nach § 108 SGB V zugelassene Krankenhaus das nicht nachweisen kann, bietet es keine Gewähr für eine leistungsfähige qualitätsgesicherte Krankenhausbehandlung im Sinne dieses Gesetzes, was bis zur Kündigung des Versorgungsvertrages führen kann. Mittlerweile hat der Gemeinsame Bundesausschuss die entsprechende Vereinbarung beschlossen, welche die Fortbildungspflicht der Krankenhausärzte an die berufsrechtliche und vertragsrechtliche Fortbildungspflicht anlehnt, als Besonderheit jedoch einen Mindestanteil an fachspezifischer Fortbildung vorsieht. Der Nachweis erfolgt gegenüber dem Ärztlichen Direktor, welcher darüber einen Bericht zu erstellen hat[10].

Daneben gilt für ermächtigte Ambulanzen oder Versorgungszentren aber auch die Nachweispflicht im Rahmen der vertragsärztlichen Versorgung.

10 Beschluss des Gemeinsamen Bundesausschusses vom 20.12.2005 „Vereinbarung zur Fortbildung der Fachärzte im Krankenhaus“ BAnz Nr. 8 (S. 107) vom 12.1.2006; im Internet abrufbar unter www.g-ba.de.

Haftungsrechtliche und strafrechtliche Folgen

Diese bislang genannten Aspekte - aber nicht nur diese - führen dazu, dass die Fortbildungspflicht eine nicht unerhebliche Rolle auf dem Gebiet der Arzthaftung spielt, zivilrechtlich wie strafrechtlich. Vor allem rührt dies daher, dass der Standard, nach dem sich die ärztliche Behandlung zu richten hat, u. a. vom Stand der Wissenschaft zum Zeitpunkt der Behandlung abhängt. Da sich die Medizin als Wissenschaft ständig weiterentwickelt, führt dies zu einer laufenden Veränderung des Standards, so dass der pointierte Satz gilt: „Der Standard von heute ist der Behandlungsfehler von morgen."

Um daher den jeweils aktuellen Behandlungsstandard gewährleisten zu können, muss sich der Arzt unabhängig von allen berufs- oder vertragsarztrechtlichen Gründen laufend fortbilden, wie auch eine Reihe von Gerichtsentscheidungen gezeigt hat. So hat das OLG Düsseldorf ausgeführt[11]:

„Es ist anerkannt, dass an die Fortbildungspflicht des Arztes strenge Anforderungen zu stellen sind und dem praktizierenden Arzt grundsätzlich keine längere Karenzzeit bis zur Aufnahme der wissenschaftlichen Diskussion zugebilligt werden kann." Falls daher der beklagte Arzt „nicht die wissenschaftliche Entwicklung ... verfolgt und nicht die Problematik" des im Fall entscheidenden grenzwertigen Laborwertes „gekannt haben sollte, müsste er sich diese mangelnde Kenntnis als Verschulden zurechnen lassen"[12]

Dieses Urteil fügt sich nahezu nahtlos in eine ganze Reihe von Entscheidungen verschiedener Oberlandesgerichte und des Bundesgerichtshofs zum Thema „Fortbildungspflicht des Arztes" ein. Hierbei zieht sich durch alle Entscheidungen der Grundsatz, dass an die Fortbildungspflicht des Arztes hohe Anforderungen zu stellen sind, „dass im Bereich der Humanmedizin der Arzt gehalten ist, sich bis an die Grenze des Zumutbaren über die Erkenntnisse und Erfahrungen der Wissenschaft unterrichtet zu halten". Dies liege an den vom Arzt „betreuten Rechtsgütern, dem Leben und der Gesundheit von Menschen".[13]

Umfang der Fortbildungspflicht

Selbstverständlich kann diese Fortbildungspflicht angesichts der unübersehbaren Fülle von medizinischer Literatur nicht unbeschränkt sein. Zwar gilt der Grundsatz, dass der Arzt verpflichtet ist, „sich über die Erkenntnisse und Erfahrungen der ärztlichen Wissenschaft" auf seinem Fachgebiet „pflichtgemäß unterrichtet zu halten"[14], er muss aber

11 VersR 1987, 414 mit NA BGH.
12 OLG Düsseldorf, VersR 1987, 414, 415.
13 BGH NJW 1977, 1102, 1103.
14 BGH VersR 968, 276, 277.

nicht alle Zeitschriften seines Faches kennen[15], vom Inhalt derer, die er hält, aber Kenntnis nehmen[16]. Nach Auffassung des BGH[17] verlangt die Rechtssprechung von einem Arzt nicht in jedem Fall,

„dass er alle medizinischen Veröffentlichungen alsbald kennt und beachtet, ... gefordert wird nur das regelmäßige Lesen einschlägiger Fachzeitschriften aus dem entsprechenden Gebiet (z. B. von Fachärzten nicht die Lektüre medizinischer Spezialliteratur eines anderen Fachgebiets; von Ärzten, die sich mit der Behandlung einer bestimmten Krankheit ... befassen, aber auch die Lektüre von Zeitschriften, welche über die medikamentöse Behandlung dieser Krankheit und deren Risiken berichten ..., von Allgemeinmedizinern aber z. B. nicht die Lektüre von ausländischen Fachzeitschriften ...“.

Allerdings ist, so der BGH, derjenige, der eine bestimmte Therapie anwendet, gehalten, sich über die Ergebnisse der ihn ansprechenden Kongresse zu diesem Thema in Deutschland zu erkundigen und ohne zeitliche Verzögerung die ihm verständliche und zugängliche Literatur zu sichten[18].

Auch ein niedergelassener Facharzt muss laut OLG München[19] nicht über wissenschaftliche Erkenntnisse, die in den USA publiziert worden sind, Bescheid wissen, wenn weder die einschlägigen Lehrbücher, die „nach den Darlegungen des Sachverständigen in erster Linie den Standard ärztlichen Wissens dokumentieren“, noch die in der gynäkologischen Praxis üblicherweise gehaltenen Fachzeitschriften sowie die üblichen Periodika der Ärztekammer und der Standesvertretung Hinweise darüber enthalten. Auch ausländische Fachliteratur muss ein niedergelassener Facharzt nicht laufend studieren. Diese Forderung kann nach Auffassung des OLG allenfalls für klinisch tätige Kapazitäten gerechtfertigt sein.

Allerdings wird mittlerweile in Veröffentlichungen in Frage gestellt, ob diese Grundsätze „in Zeiten umfänglicher internationaler medizinischer Datenbanken und des erleichterten Zugangs über das Internet“ noch gelten[20]. Vielmehr könnte es sein, dass die selektiven Zugriffsmöglichkeiten auf das globale digitalisierte Medizinwissen dazu führen, dass wenig spezialisierte Einrichtungen sich über entsprechende Datenbankabfragen kundig machen müssen und dass durch die Praxis digitaler Publikationen sich die Wissensverbreitung enorm beschleunigen wird und sich damit die Karenzzeiten noch mehr verkürzen werden[21].

---

15 OLG Hamburg, VersR 1965, 861, 862.
16 OLG Hamm VersR 1965, 1108.
17 BGH, NJW 1991, 1535, 1537.
18 BGH aaO.
19 MedR 1999, 466.
20 Stegers, Problemstellung zu OLG München, MedR 1999, 466.
21 Pflüger, Haftungsfragen der Telemedizin, VersR 1999, 1070, 1073.

Zusammenfassung

Der Einsatz von Personal erfordert neben anderen Aspekten auch eine Einarbeitung und laufende Fortbildung. Für den ärztlichen Bereich ist dies aus berufsrechtlichen (fachliche und rechtliche Fortbildung), vertragsärztlichen und krankenhausrechtlichen Gründen dringend geboten. Eine Verletzung der Pflicht zur Einarbeitung neuer Mitarbeiter oder der Pflicht, sich selbst und Mitarbeiter fortzubilden, kann haftungsrechtliche, vertragsarztrechtliche und krankenhausrechtliche Folgen nach sich ziehen.

Erstfassung	2006
Anmerkungen	Publiziert in: Berg, D., K. Ulsenheimer, Patientensicherheit, Arzthaftung, Praxis- und Krankenhausorganisation. 2006, S. 87, Springer-Verlag, Heidelberg. Der Abdruck erfolgt mit freundlicher Genehmigung des Springer-Verlages.

A. Laufs

Zur haftungsrechtlichen Relevanz medizinischer Leitlinien (Thesen)

Ziel des Arzthaftpflichtrechts ist es, ein Unterschreiben des Standards guter ärztlicher Behandlung wenigstens finanziell auszugleichen. Dem zivilrechtlichen Sorgfaltsmaßstab liegt das am Behandlungsauftrag zu messende Urteil medizinischer Sachverständiger zugrunde über das, was Standard ist für Behandlungsfeld, Behandlungszeit und Behandlungsort. Im Haftpflichtprozess gegen Ärzte und Krankenhausträger geht es um Qualitätsmängel. Welches Verhalten, so die Hauptfrage, war von einem Arzt in der jeweiligen diagnostischen oder therapeutischen Situation nach dem anerkannten und gesicherten Stand der medizinischen Wissenschaft und Erfahrung im Zeitpunkt der Behandlung oder Untersuchung zu erwarten? Der zivilrechtliche Sorgfaltsmaßstab oder Standard muss das Vertrauen rechtfertigen, das die Patienten in die Medizin setzen dürfen. Auf individuelle Schwächen oder situative sachliche Mängel der Behandlungsseite kommt es nicht an; sie entlasten grundsätzlich nicht. Der Verpflichtete hat alle Maßnahmen der Gefahrenabwehr zu ergreifen, die sein Fach gebietet.

„Leitlinien und Empfehlungen der Bundesärztekammer oder der Medizinischen Fachgesellschaften haben zwar keine Bindungswirkung, sind aber Wegweiser für den medizinischen Standard, von denen abzuweichen besonderer Rechtfertigung bedarf.“[1] „Wenn der rechtliche Standard dem medizinischen folgt, dann folgt der rechtliche auch der Leitlinie, weil die Leitlinie dem medizinischen Standard entsprechen soll … Wer der Leitlinie entsprechend handelt, dem kann prinzipiell kein Behandlungsfehlervorwurf gemacht werden. Wer von der Leitlinie abweicht, begibt sich in ein Behandlungsfehlerrisiko. Er

1 Steffen/Dressler, Arzthaftungsrecht, 9. Aufl. 2002, S. 87, mit Rechtssprechungsnachweisen

wird für die Abweichung begründungspflichtig“ (Hart)[2]. Das sei konsequent, weil die Leitlinie einen Handlungskorridor bestimme und Abweichungen zulasse, sofern dafür gute Gründe bestehen, etwa im Blick auf die Krankheitsspezifik oder Patienteneigenschaften. Hier wirke sich praktisch aus, dass die Leitlinie immer der Anwendung für die individuelle Behandlung des Patienten bedarf.

Unter diesem letzten Gesichtspunkt läßt sich die Funktion der Leitlinie freilich zurückhaltender auffassen. Standards wie Leitlinien bedürfen der Berücksichtigung im konkreten Einzelfall. „Ob der Arzt einen Behandlungsfehler begangen hat, der zu einer Gesundheitsschädigung des Patienten geführt hat, beantwortet sich ausschließlich danach, ob der Arzt unter Einsatz der von ihm zu fordernden medizinischen Kenntnisse und Erfahrungen im konkreten Fall vertretbare Entscheidungen über die diagnostischen und therapeutischen Maßnahmen getroffen und diese Maßnahmen sorgfältig durchgeführt hat.“[3] Es kommt also für die Frage des Behandlungsfehlers auf die individuelle Behandlungssituation an. Oft werden dieser besonderen Lage Leitlinien indessen nicht oder nicht voll gerecht. Zur evidenzbasierten muss die erfahrungsbasierte Therapie hinzutreten. Man denke an die Medikation bei alten, multimorbiden Patienten. Vielfach lässt sich die rechtlich objektiv gebotene Sorgfalt nicht ausschließlich mittels medizinischer Regelwerke konkretisieren. Das Recht legt den Arzt nicht für jede Behandlungssituation auf einen bestimmten Katalog von Maßnahmen fest. Verführe es so, höbe es die ärztliche Methoden- oder Therapiefreiheit auf.

Die Therapiefreiheit stellt kein Privileg des Arztes, sondern in ihrem letzten Grund ein fremdnütziges Recht dar. Sie erlaubt es dem Arzt, unabhängig von der Fessel normierender Vorschriften, nach pflichtgemäßem und gewissenhaftem Ermessen im Einzelfall diejenigen therapeutischen Maßnahmen zu wählen, die nach seiner Überzeugung unter den gegebenen Umständen die besten Wirkungen für seinen Patienten erwarten lassen. Zur Freiheit der Methodenwahl gehört als unausweichliches Korrelat gewiss die Verbindlichkeit von Sorgfaltspflichten, welche die Verfahrensqualität gewährleisten. Dabei kann den Arzt durchaus auch die Pflicht treffen, von der Kunstregel abzuweichen, wenn er nach gewissenhaftem Bedenken und der Abwägung der Vorteile und Gefahren zu dem Schluss gelangt, einer anderen Methode, also etwa auch einer anderen Medikation oder Dosierung, folgen zu müssen[4].

Aus der ärztlichen Methodenfreiheit ergibt sich, „dass es nur begrenzt möglich ist, die Vertretbarkeit einer Maßnahme und damit das Vorliegen eines objektiven Behandlungsfehlers allein auf der Grundlage medizinischer Regelwerke, insbesondere der Leitlinien der wissenschaftlichen medizinischen Fachgesellschaften, zu bestimmen“[5].

---

2 Hart, Hrsg. Ärztliche Leitlinien, 2000, S 157.

3 BGH, NJW 1987, 2291, 2292; vgl. auch Nowak (2002), Leitlinien in der Medizin. Eine haftungsrechtliche Betrachtung.

4 Zur Therapiefreiheit eingehend Laufs, Handbuch des Arztrechts, 3. Aufl. 2002, S. 17–22.

5 Igloffstein, Regelwerke für die humanmedizinische Individualbehandlung, 2003, S. 103.

Einerseits sind also die Leitlinien eine zur Ermittlung der grundsätzlich verpflichtenden Standards zu beachtende Erkenntnisquelle, andererseits können sie als für typisierte Problemlagen aufgestellte Regelwerke das zum gesundheitlichen Wohl eines konkreten Patienten in einer bestimmten Situation Gebotene nicht ausschließlich oder erschöpfend abstrakt bestimmen. „Ärztliche Leitlinien – wie alle für eine Vielzahl von Fällen, für typische Problemlagen geltenden Regelungen – werden daher zur Beurteilung der Frage, ob im konkreten Fall ein Behandlungsfehler anzunehmen ist oder nicht, in der Regel einen entscheidenden Hinweis auf den maßgeblichen ärztlichen Standard geben können, vermögen aber – wie dies auch in anderen Bereichen (etwa baurechtliche Bestimmungen, immissionsschutzrechtliche Vorgaben, technische Normierungen etc.) der Fall ist – die haftungsrechtliche Beurteilung nach den Normen des Zivilrechts, die sich am geschützten Rechtsgut im Einzelfall auszurichten hat, als solche nicht abschließend verbindlich festzulegen."[6]

Es bleibt die Frage, welche beweisrechtliche Folge im Haftpflichtprozess der Umstand gewinnt, dass der Arzt einer einschlägigen Leitlinie folgte oder umgekehrt, dass er sie nicht anwandte. Liegt darin ein Indiz für die Fehlerfreiheit oder die Fehlerhaftigkeit ärztlichen Handelns? Brächte das Hintansetzen einer Richtlinie dem klagenden Patienten eine Beweiserleichterung bei der Behauptung des Arztfehlers? Im Haftpflichtverfahren gegen Ärzte und Krankenhausträger entscheiden häufig die Verteilung der Beweislast und die Beweismaßstäbe den Prozess. Die richterliche Rechtsfortbildung auf diesem Felde darf indessen nicht zu einer Rollenverschiebung im Arzt-Patienten-Verhältnis führen. „Grundsätzlich ist, wo die Ermittlung des Geschehens dem Sachverständigen und dem Gericht nicht gelingt, diese Erkenntnislücke der Krankheit des Patienten zuzuschreiben. Der Behandlungsseite ist die Beweislast nur zuzuschieben, wo auch die Erkenntnislücke selbst der ärztlichen Pflichtverletzung materiellrechtlich zuzurechnen ist, so dass zugleich auch die Grundregeln der prozessualen Durchsetzung von materiellen Rechten nicht nur nicht unterlaufen, sondern bestätigt werden."[7] Für den Fehler – wie den Kausalitätsnachweis – trägt grundsätzlich der klagende Patient die Beweislast, weil sonst den Arzt eine von ihm nicht geschuldete Garantie für den Erfolg der Behandlung träfe.

Hat der Arzt im Einzelfall medizinische Leitlinien befolgt, so schließt ein solches Verhalten den vom Patienten zu führenden Nachweis nicht aus, dass angesichts besonderer Umstände der konkreten Behandlungssituation dennoch ein anderes Vorgehen geboten gewesen wäre. Die Beweislast für den Arztfehler läge nach der auch hier geltenden Hauptregel beim Patienten; ein non liquet schlüge also zu seinem Nachteil aus.

Doch wie steht es beweisrechtlich im umgekehrten Fall, in dem der Arzt den Leitlinien nicht oder nicht vollständig folgte? Summarische Antworten verbieten sich; es gilt viel-

6 Dressler, in: Hart, Hrsg., Ärztliche Leitlinien, S. 163.
7 Steffen/Dressler, S. 248 f.

mehr zu differenzieren. Dabei kommt es auf die Aktualität, die Stringenz und den Gegenstand der Leitlinie an. Außerdem müssen sich die beweisrechtlichen Maßgaben in das höchstrichterliche System einfügen.

Dem Patienten können Beweiserleichterungen zugute kommen einmal nach den Grundsätzen des Anscheinsbeweises, wenn nach der Lebenserfahrung die Schädigung typischerweise auf einen Behandlungsfehler hindeutet. Freilich besteht dafür wegen der individuellen Bewandtnisse der einzelnen Patienten wenig Raum. Immerhin lassen sich solche Konstellationen denken, etwa wenn der Arzt zwingende aktuelle Leitlinien im Interesse des Infektionsschutzes verletzt haben sollte.

Näher liegen Beweiserleichterungen für das Vorliegen eines Behandlungsfehlers zugunsten des Patienten aus Dokumentationsversäumnissen: Unterlässt es der Arzt, eine aufzeichnungspflichtige diagnostische oder therapeutische Maßnahme zu dokumentieren, so indiziert dies nach der Spruchpraxis, dass sie nicht getroffen wurde. Der Arzt, der einer medizinischen Leitlinie ganz oder teilweise nicht folgt, hat dies und die Gründe dafür in den Patientenunterlagen festzuhalten. Denn zuerst im Dienste der Sicherheit des Patienten, dann auch unter dem Gesichtspunkt des Persönlichkeitsrechts des Kranken hat der Arzt die wichtigsten diagnostischen und therapeutischen Daten und die Verlaufsdaten zu dokumentieren. Dazu gehören gewiss die Gründe für das Abweichen von Richtlinien. Dokumentationslücken in dieser Hinsicht indizieren, dass der Arzt unbegründet handelte, also einen Fehler beging.

Im Verstoß gegen medizinische Leitlinien kann ein grober Arztfehler liegen. Ist ein grober Behandlungsfehler festgestellt, dann greifen bei der haftungsbegründenden Kausalität ausnahmsweise zugunsten des Patienten Beweiserleichterungen bis zur Ursächlichkeitsvermutung ein. „Die Bewertung eines ärztlichen Behandlungsfehlers als grob bedarf der ausreichenden Grundlage in den medizinischen Darlegungen des Sachverständigen, aus dessen fachlichen Ausführungen sich ergeben muss, dass nicht nur ein eindeutiger Verstoß gegen den ärztlichen Standard, sondern ein schlechterdings unverständliches Fehlverhalten vorliegt."[8] Es geht um Verstöße gegen bewährte elementare Behandlungsregeln, gegen gesicherte grundlegende Erkenntnisse der Medizin. Diese Kriterien gelten auch für die Feststellung und Qualifizierung einer Abweichung des Arztes von den Vorgaben einer Leitlinie.

Ein noch nicht befriedigend gelöstes, durch die Gerichte auch noch nicht durchgearbeitetes, hochaktuelles Problem wirft die Spannung auf, die zwischen dem zivilen Haftungsrecht und dem sozialrechtlichen Versorgungsanspruch des Kassenpatienten entstehen kann. Engpässe bei den medizinischen Diensten infolge unterfinanzierter Haushalte, die Grenzen der Finanzierbarkeit ärztlicher Leistungen setzen die Standards unter Druck. Verdient der Arzt den Vorwurf des Behandlungsfehlers, wenn er einer im Zeichen der Fi-

8 BGH, NJW 2001, 2794.

nanznot vom Bundesausschuss der Ärzte und Krankenkassen erlassenen Leitlinie folgt, die Restriktionen gebietet? Können Defizite der Versorgung zu einer haftungsrechtlichen Abwälzung auf den Arzt führen, weil dieser den medizinischen Fachstandard nicht voll erfüllte? Wenn denn die Einheit der Rechtsordnung bestehen bleiben soll, dürfen Zivil- und Sozialrecht nicht auseinanderlaufen. Wenn der Arzt seinem Heilauftrag genügen soll, müssen die medizinischen Standards oberste Richtschnur bleiben. Aber: nemo ultra posse obligatur. Wird man sagen müssen, „dass das Haftungsrecht in begrenzter Form an die sozialrechtlichen Richtlinien gebunden ist; begrenzt deshalb, weil ein eigener haftungsrechtlicher Kontrollvorbehalt gelten sollte“?[9]

Kein geringerer als Klaus Ulsenheimer hat das unumgängliche Eingeständnis erklärt: Wir müssten nicht nur erkennen, sondern uns auch eingestehen und für Recht gelten lassen, dass der Arzt im Zeichen unentrinnbaren Kostendruckes die Regeln des Fachs gleichsam als Ultima Ratio unterschreiten dürfe – ein bisher undenkbarer Schritt. Er dürfe also äußerstenfalls das bestwirksame Medikament nicht verordnen, die für den Patienten sicherste Methode nicht anwenden und auf eine sehr teure, aber hinsichtlich ihres Erfolgs ungewisse Maßnahme verzichten. „Dies bedeutet zweifellos eine Risikoerhöhung oder Chancenverminderung für den Patienten. Wenn sie aber unausweichlich ist und sich noch im Rahmen des Erlaubten hält, das heißt, das für den Patienten aus der Behandlung resultierende Risiko und die sich für ihn ergebenden Nachteile nicht größer sind als im Falle der Nichtbehandlung bzw. Weiterverweisung an ein anderes Krankenhaus, anders ausgedrückt, wenn die iatrogene Gefährdung der Patienten infolge mangelnder Qualifikation, ungenügender personeller oder sachlicher Ausstattung des Krankenhauses die Chancen des Heileingriffs nicht überwiegt, ist die Grenze des erlaubten Risikos nicht überschritten. Insoweit handelt es sich vielmehr um einen Anpassungsprozess des medizinischen Standards, der für uns alle eine neue – schmerzliche – Erfahrung, aber der Schließung von Krankenhäusern und Abteilungen und damit einer immer stärkeren Zentralisierung und Spezialisierung vorzuziehen ist.“[10]

Selbstverständlich begründet der Mangel an Ressourcen die Pflicht des Arztes, bei den Verantwortlichen in den Selbstverwaltungsgremien und in den Gebietskörperschaften auf Abhilfe zu drängen und die Patienten über die Situation und (private) Auswege aufzuklären. Aber wenn auf der untersten Ebene der Allokation die Mittel fehlen, müssen sich Standards absenken und damit auch die mit ihnen verbundene Haftung.

Die Verbindlichkeit von Leitlinien für die Beurteilung des zu fordernden medizinischen Standards sei keinesfalls geklärt und bilde eines der derzeit am heftigsten diskutierten Probleme, so urteilen nicht von ungefähr Bergmann und Müller in ihrem aktuellen Aufsatz über das Risikomanagement in Chirurgie und Orthopädie[11]. Im Blick auf das Urteil

9 9 Hart, S. 158.
10 Chefarzt aktuell. Informationsdienst für leitende Krankenhausärzte Nr. 4/2004, S. 71.
11 MedR 2005, 650-658, 656 f.

des OLG Stuttgart vom 22.2.2001[12] stellen sie kritisch fest: „Die unreflektierte Annahme eines Behandlungsfehlers bei Verstoß gegen eine Leit- oder Richtlinie, gleich welcher Evidenzstufe, ohne Berücksichtigung des Einzelfalls, kann … keinesfalls überzeugen." In jenem Urteil ging es um einen Sachverhalt, in dem es 1995 nach Heparingaben im Gefolge chirurgischer Eingriffe zu einer Thrombozytopenie und in der Folge zu Thrombosen mit schwerwiegenden gesundheitlichen Konsequenzen gekommen war. Eine Kontrolle der Thrombozytenzahl hatten die Ärzte unterlassen, obwohl Leitlinien der Deutschen Gesellschaft für Chirurgie und der Arzneimittelkommission der Deutschen Ärzteschaft solche empfohlen hatten. Inhaltlich deckten sich die Empfehlungen keineswegs, und die weitaus meisten Ärzte kontrollierten damals in vergleichbaren Fällen die Thrombozytenzahl nicht, weil eine thrombosierende Wirkung von Heparin widersprüchlich erschien, galt dieses Mittel doch geradezu als Prophylaktikum gegen Thrombosen. Auch einschlägige chirurgische Lehrbücher verlangten die Kontrolle nur vereinzelt. Dennoch nahm das Gericht ohne Weiteres an, das Nichtbeachten der Leitlinien sei als Standardunterschreitung und damit als Behandlungsfehler zu werten.

Die Feststellung eines Behandlungsfehlers verlangt eine umsichtige Analyse aller Umstände des einzelnen Falles unter Einschluss der individuellen, besonderen Bewandtnisse unter Wahrung der – ihrerseits in Sicherungspflichten eingebundenen – Methodenfreiheit. Expertenauskünfte sind, wie regelmäßig im Arzthaftpflichtprozess, unentbehrlich. Eine unbedenkliche, rigorose Sanktionierung von Leitlinien, gar noch im Zeichen des Kostendrucks, muss Verantwortung wie Kompetenz des Arztes für den einzelnen Patienten in seinen individuellen Nöten schwächen und am Ende das Wohl des Kranken verfehlen. Auch in diesem Zusammenhang gebührt einem Beschluss des 107. Deutschen Ärztestages Aufmerksamkeit: Der Ärztetag hat nämlich jüngst zu Recht darauf bestanden, dass sich Qualität und Menschlichkeit des Gesundheitssystems nicht am statistischen Durchschnitt, sondern am Umgang mit dem einzelnen Menschen messen lassen müssen.

Nach einer empirischen Studie von Comos-Aldejohann[13] variiert im Umgang der Rechtspraxis mit ärztlichen Leitlinien der Grad der Kenntnisse wie die Tiefe der Befassung mit ihnen. Sowohl im Arzthaftungs- wie im Sozialrecht fehlten feste Maßgaben. In der Regel hänge im Prozess die Einbeziehung einschlägiger Leitlinien vom Vorgehen des gerichtsbeauftragten Sachverständigen oder der Gutachterstelle im Kommissionsverfahren ab. Hier wie generell trägt der medizinische Experte also eine hohe Verantwortung.

„Die Leitlinie ist medizinisch verbindlich, wenn sie dem Standard entspricht und ist rechtlich verbindlich, weil sie dem Standard entspricht" (Hart[14]). Jenseits des grundsätzlich verbindlichen Standards beginnt die Neulandmedizin. Ihr hat das BVerfG in einem

12 MedR 2002, 650.
13 In dem von Hart herausgegebenen Sammelwerk: Ärztliche Leitlinien im Medizin- und Gesundheitsrecht: Recht und Empirie professioneller Normbildung. 2005, S. 411–430.
14 Hart, ebenda, S. 115.

Beschluss vom 6.12.2005[15] im Dienste Schwerstkranker sozialversicherungsrechtlichen Raum gegeben: Das Recht der gesetzlichen Krankenversicherung umfasst den Heilversuch. Ob auch auf diesem gewiss nicht zu schmalen Feld Richtlinien sinnvoll Platz finden können und sollen, steht dahin. In ihrem Besprechungsaufsatz zum Beschluss des BVerfG16 unterbreiten Francke und Hart jedenfalls den folgenden Vorschlag: „Für die vertragsärztliche Versorgung in jenen Leistungsbereichen, in denen umstrittene Fälle in der Regel zu entscheiden sind, empfiehlt es sich, eine untergesetzliche Regelung, eine Heilversuchsrichtlinie des G-BA, zu erlassen, die einen Verbotsvorbehalt einschließlich des Ausschlusses typischer Fallgruppen eröffnet und die auf der Grundlage einer noch zu schaffenden parlamentsgesetzlichen Ermächtigung eine Anzeigepflicht von Vertragsärzten für Heilversuche sowie eine Dokumentationspflicht begründet.“

15 MedR 2006, H.3. 16 MedR 2006, H.3.

Erstfassung	2006
Anmerkungen	Publiziert in: Berg, D., K. Ulsenheimer, Patientensicherheit, Arzthaftung, Praxis- und Krankenhausorganisation. 2006, S. 253, Springer-Verlag, Heidelberg. Der Abdruck erfolgt mit freundlicher Genehmigung des Springer-Verlages.

K. Ulsenheimer und D. Berg

Medizinischer Standard und Organisationsverantwortung in Zeiten knapper finanzieller Ressourcen

Der medizinische Fortschritt eröffnet einerseits immer neue und wirksamere Untersuchungs- und Behandlungsmöglichkeiten, doch werden auf der anderen Seite derzeit offensichtlich die Grenzen der Finanzierbarkeit und der wirtschaftlichen Belastbarkeit unseres Gesundheitssystems erreicht. Damit ergeben sich grundsätzliche Fragen nach der Aufrechterhaltung von bisher gültigen Standards, nach der Therapiefreiheit des Arztes und nach der Bedeutung dieser Mittelverknappung für die Arzthaftung. Im Einzelfall kann sich zwischen den medizinischen Möglichkeiten und den ökonomischen Grenzen ein Zielkonflikt entwickeln, der den behandelnden Arzt in erhebliche Nöte bringt.

Statik und Dynamik von Standards

Jeder Patient hat zu jedem Zeitpunkt und überall Anspruch auf den „Standard eines erfahrenen Facharztes". Mit dieser Formulierung, inhaltsgleich mit den „anerkannten Regeln" und dem „Stand der Wissenschaft", beschreibt die Rechtssprechung die „im Verkehr erforderliche Sorgfalt", die der Arzt bei seiner Tätigkeit nach § 276 BGB zu erfüllen hat. Aus der Anbindung der gebotenen Sorgfalt des Arztes an den objektiven Maßstab des Standards folgt, dass das Haftungsrecht keine Rücksicht auf „individuelle, örtliche Qualitätsdefizite[1]" nimmt, sondern von der Medizin ein bestimmtes Qualitätsniveau ver-

1 Steffen, in: Chirurgie und Recht, 1993, S. 41.

langt. Dieses wird als das zum Behandlungszeitpunkt in der Praxis bewährte, nach naturwissenschaftlicher Erkenntnis gesicherte, von einem durchschnittlich befähigten Facharzt verlangte Maß an Kenntnis und Können definiert[2].

Aber Steffen, der frühere Vorsitzende des BGH-Arzthaftungssenats, hat im Jahre 2000 ausgeführt[3], „das Arzt-Patientenverhältnis" werde „nicht nur durch die Befindlichkeit des Patienten und den Stand der medizinischen Erkenntnisse gestaltet, sondern auch dadurch, wie viel und auf welche Weise die Gesellschaft für die medizinische Versorgung ausgeben kann und will". Weiterhin: „Es können Patienten ihre Forderung nach optimaler Behandlung und Ärzte ihren Anspruch nach Therapiefreiheit jedenfalls zu Lasten der Solidargemeinschaft nicht unverkürzt durchsetzen." Dressler spricht davon[4], dass zwischen der Einhaltung des gebotenen Behandlungsstandards und der Gewährleistung einer sinnvollen Wirtschaftlichkeit und Finanzierbarkeit des Versorgungssystems eine Balance gefunden werden muss. Zu dieser „Balance" gehört die Feststellung des BGH, dass sich die Anforderungen an die gebotene Sorgfalt „nicht unbesehen an den Möglichkeiten von Universitätskliniken und Spezialkrankenhäusern orientieren dürfen, sondern auch an den für diesen Patienten in dieser Situation faktisch erreichbaren Gegebenheiten ausrichten müssen, sofern auch mit ihnen ein zwar nicht optimaler, aber noch ausreichender medizinischer Standard erreicht werden kann"[5].

Anerkannt ist von der Judikatur ferner, dass nicht „stets das neueste Therapiekonzept mittels einer auf den jeweils neuesten Stand gebrachten Ausstattung"[6] eingesetzt werden muss, sondern der zu fordernde medizinische Standard „je nach den personellen und sachlichen Möglichkeiten verschieden"[7] ist. Und weiter: „Der rasche Fortschritt der medizinischen Technik und die damit einhergehende Gewinnung immer neuer Erfahrungen und Erkenntnisse" führt daher „zwangsläufig zu Qualitätsunterschieden in der Behandlung von Patienten", ohne dass die Rechtssprechung diese Entwicklung kritisiert hat; allerdings sind diesen Abweichungen, wie der BGH einschränkend hinzufügt, „Grenzen" gesetzt.

Unstreitig ist, dass „bei der Beurteilung, welcher Sorgfaltsmaßstab im Einzelfall anzusetzen ist, die allgemeinen Grenzen im System der Krankenversorgung, selbst wenn es Grenzen der Finanzierbarkeit und der Wirtschaftlichkeit sind, nicht völlig vernachlässigt werden können"[8]. Diese systemimmanenten Grenzen schließen zum Beispiel Schadensansprüche aus, wenn der Patient wegen fehlender Operationskapazität monatelang auf die Durchführung des Eingriffs warten muss und während dieser Zeit eine Hirnem-

2 vgl. Ulsenheimer, Arztstrafrecht in der Praxis, 3. Aufl. 2003, Rdnr. 18.
3 Steffen, FS Geiss 2000, S. 487.
4 Dressler, FS Geiss, 2000, S. 386.
5 BGH VersR 1994, 480, 482.
6 BGH NJW 1988, 763.
7 BGH NJW 1993, 2989.
8 OLG Köln, VersR 1993, 52 f.

bolie erleidet[9]. Aus dem gleichen Grunde kann auch nicht verlangt werden, dass bei einer Nierenarteriendilatation „für jede mögliche Komplikation ein Notfallteam in Bereitschaft steht“[10].

Es ist allgemein anerkannt, dass derartige „Grenzen aus den Rahmenvorgaben des Systems der Krankenversorgung die ärztliche Behandlungsaufgabe beschränken und der Patient diese generellen Defizite im Gesundheitssystem hinnehmen muss“[11]. „Grenzen der Finanzierbarkeit, die sich aus dem Verteilungssystem ergeben, hat er (der Patient) als Krankheitsrisiko zu tragen“[12], so dass die Haftung des Arztes insoweit ausscheidet.

Unter Berücksichtigung des rasanten medizinischen Fortschritts und der schwindenden Ressourcen enthält der „Standard“ daher eine statische und eine dynamische Komponente, die die „im Verkehr erforderliche Sorgfalt“ als etwas Relatives erscheinen lässt. Das Haftungsrecht beschränkt sich „in einer Art Grenzkontrolle[13]“ darauf, die Mindesterfordernisse für die berufsspezifische Sorgfaltspflicht des Arztes festzulegen. Diese Mindesterfordernisse gründen sich auf die essentielle Aufgabe jeden Rechts, nämlich den Rechtsgüterschutz, so dass Priorität vor allen anderen Aspekten der Schutz und die Sicherheit des Patienten haben, zumal bei der Krankenversorgung gerade die höchsten Rechtsgüter: Leben, körperliche Integrität, Gesundheit und Freiheit der Selbstbestimmung auf dem Spiel stehen.

Zusammenfassend lässt sich als allgemeine Auffassung in Judikatur und Literatur feststellen: „Das medizinisch Machbare ist nicht mit dem rechtlich Gebotenen gleichzusetzen. Haftungsmaßstab ist nicht eine medizinisch mögliche, aber unbezahlbare Maximaldiagnostik und -therapie.“[14] Die dem Gesundheitswesen zur Verfügung stehenden Mittel sind nicht beliebig vermehrbar und der Patient muss daher „auch Restrisiken“ legitimerweise in Kauf nehmen, „soweit der Arzt auf die Mittelzuweisung und -verteilung keinen Einfluss hat“[15].

Gefordert wird also nicht jede erdenkliche Sorgfalt, nicht ein Maximalstandard, sondern – in Abhängigkeit vom Versorgungsauftrag des Arztes von der Praxis des Niedergelassenen bis zur Universitätsklinik – etwas darunter Liegendes, das aber noch den Sicherheitsinteressen des Patienten genügt – eine für Sachverständige aus dem Bereich der Hochleistungsmedizin oft wichtige Klarstellung.

9 OLG Köln, VersR 1993, 52; vgl. auch Deutsch, VersR 1998, 261; Rumler-Detzel, VersR 1998, 547.
10 OLG Oldenburg, VersR 1995, 49.
11 Steffen, FS Geiss a.a.O., S. 493.
12 Franzki, MedR 1994, 178; Steffen, a.a.O., S. 493.
13 Vgl. Schreiber, Notwendigkeit und Grenzen rechtlicher Kontrolle der Medizin, 1983, S. 38.
14 Franzki a.a.O. S. 179.
15 Franzki, a.a.O. S. 178; Laufs Arztrecht, 5. Aufl., 1993, Rdnr. 491.

Die Untergrenze der gebotenen Sorgfalt

Entscheidend ist daher die Frage, wo die Untergrenze der Sorgfalt anzusetzen ist, bei deren Unterschreitung die zivil- und strafrechtliche Verantwortung des Arztes beginnt. An einigen folgenden Beispielen soll gezeigt werden, dass diese „unverzichtbare Basisschwelle des Standards“ vom Recht unter Sicherheitsaspekten bestimmt wird. Erst wenn Ressourcen und Einrichtungen nicht mehr für alle akut hilfsbedürftigen Patienten zugleich ausreichen, wenn nach Ausschöpfung aller Finanzierungs- und Rationalisierungsreserven, wenn nach bester Organisation bestimmte Leistungen nicht durchgeführt werden können, verkürzt sich der für die Beurteilung der „im Verkehr erforderlichen Sorgfalt“ geltende Maßstab, also der medizinische Standard. Insoweit trifft „die Medizin eine Darlegungs- und Rechtfertigungslast“[16].

Die Dominanz des Arzthaftungsrechts über ökonomische Erwägungen lässt den Zwang ableiten, ungünstige Behandlungsbedingungen nach Kräften durch eine bessere Organisation und Kooperation, durch Rationalisierungsmaßnahmen, durch eine primäre Risikoselektion (siehe hierzu den Beitrag von Schwenzer) oder durch frühzeitige Übergabe des Patienten an besser ausgerüstete Spezialisten und Kliniken zu kompensieren[17].

Der BGH hat mehrfach betont, Ärzte und Krankenhäuser dürften „sich in keinem Fall darauf berufen, ein Mangel an ausreichend ausgebildeten Fachärzten zwinge zum Einsatz unerfahrener Assistenzärzte“[18], denn der gebotene Sicherheitsstandard dürfe nicht etwaigen personellen Engpässen geopfert werden[19] und die „angemessene medizinische Versorgung sei von vornherein sicherzustellen“[20].

Schließlich muss der Patient bei Behandlungsbeginn und bei Fortsetzung der Behandlung über eine eventuelle Reduktion des Standards und eine damit möglicherweise verbundene Risikoerhöhung oder eine Reduktion der Heilungschancen informiert werden.

Aus dem Gesagten wird deutlich, dass medizinische Maßnahmen im Falle wirklich nicht mehr kompensierbar ungünstiger Rahmenbedingungen nur dann noch akzeptabel sind, wenn der Patient durch die Nichtbehandlung ein größeres Risiko einginge als durch eine Behandlung. Wenn die personellen und sachlichen Rahmenbedingungen so ungünstig sind, dass das daraus resultierende Risiko und die möglichen Nachteile größer sind als im Falle der Nichtbehandlung, ist der Endpunkt des rechtlich noch Vertretbaren erreicht. Bis dahin hat der „Arzt, der mit seinem Tun und Lassen im Recht bleiben will, auch in

---

16 Franzki, MedR 1994, 178.
17 Laufs, Arztrecht, 5. Aufl., 1993, Rdnr. 492.
18 BGH VersR 1984, 62.
19 BGH NJW 1983, 1376.
20 BGH VersR 1984, 62.

Engpässen und bei Kostendruck stets den Regeln seines Faches zu genügen", für die „die medizinischen Standards das Maß geben"[21].

Zielkonflikte und Lösungsansätze

Fachübergreifender Dienst

Aus Kostengründen wird an vielen kleineren Krankenhäusern ein fachübergreifender Bereitschaftsdienst eingeführt, der zum Beispiel zur Folge hat, dass ein Assistenzarzt der Inneren Medizin Nachtdienst im Krankenhaus verrichtet und dabei auch für die chirurgische Abteilung zuständig ist. Eine solche personelle Besetzung ist sicherlich nicht optimal, aber unter bestimmten Voraussetzungen noch hinnehmbar:

- besonders intensive Übergabebesprechung vor Dienstantritt,
- Fortbildung bezüglich der besonderen Belange der zu betreuenden Abteilungen,
- kein Einsatz von Berufsanfängern,
- genaue schriftliche Anweisungen für den Diensthabenden, insbesondere hinsichtlich der Hinzuziehungspflicht des Facharztes,
- optimale Organisation des fachärztlichen Hintergrunddienstes,
- Sonderbehandlung von aktuellen Risikopatienten,
- möglichst „verwandte" Fächer (z. B. Orthopädie und Chirurgie) fachübergreifend tätig werden lassen.

Unzulässig – aus dem Gesichtspunkt von Schutz und Sicherheit des Patienten – ist der fachübergreifende Bereitschaftsdienst im Bereich der Geburtshilfe und der Anästhesie. Hier können sehr kurzfristig Notsituationen entstehen, deren Erkennung besondere fachspezifische Kenntnisse voraussetzt, und sind – in der Rechtssprechung belegt – die Anforderungen an Eintreff- und Handlungszeiten zu hoch (10 Minuten), so dass sie von einem fachfremden Arzt nicht eingefordert werden können.

Parallelnarkosen

Aus Kostengründen und Personalmangel werden bisweilen Parallelnarkosen durchgeführt, bei denen der Anästhesist neben der eigenen Narkosetätigkeit auch die Narkosen anderer Patienten in verschiedenen Räumen überwacht. Der BGH hat hierzu in mehreren Entscheidungen Stellung genommen und gefordert, dass der sofortige Beistand eines Fachanästhesisten an jedem OP-Tisch gewährleistet sein muss. Deshalb sei „für die ohnehin bedenkliche Parallelnarkose grundsätzlich Blick- oder wenigstens Rufkontakt

---

21 Laufs, Arztrecht, 5. Aufl., 1993, Rndr. 492

zu dem Fachanästhesisten" zu verlangen[22] und die Parallelnarkose auf Notfälle sowie die Mitüberwachung eines OP-Tisches zu begrenzen[23]. Eine OP-Organisation mit regelhaften Parallelnarkosen wäre also rechtswidrig.

Hebammen-Kreißsaal

Im Bereich der Geburtshilfe ist es für manche Krankenhausträger aus Kostengründen und wegen fehlenden ärztlichen Personals verlockend, sog. Hebammen-Kreißsäle ohne ärztliche Mitwirkung einzurichten. „Im Notfall könne auf einen in der Nähe tätigen Geburtshelfer zurückgegriffen werden", heißt es dann.

Es ist allerdings sehr fraglich, ob eine solche Rationierungsmaßnahme rechtlich haltbar ist. Nach Franzki[24] schuldet ein Krankenhausträger einer Patientin eine ärztliche Behandlung auf Facharztniveau. Eine Gebärende, die in knapp 30% aller Geburten operativ entbunden werden wird[25], wird vom Vorhandensein eines solchen Behandlungsniveaus ausgehen, wenn sie ein Krankenhaus mit geburtshilflicher Abteilung betritt. Der Krankenhausträger muss sicherstellen, dass im Notfall ärztliche Hilfe innerhalb gebotener Fristen zur Stelle und einsatzbereit ist – was er nicht kann, wenn ein ärztlicher Dienst nicht geregelt ist.

Forderungen an Leitlinien und Empfehlungen

Zur Lösung des Problems, die bestehenden und in zahlreichen Leitlinien aller Fachgebiete verankerten Standards unter unzureichenden Rahmenbedingungen erfüllen zu müssen, stellt sich die Frage nach einer Absenkung der Standards auf ein erreichbares Niveau. Derzeit erscheint ein Verzicht auf das in Deutschland gewohnte Diagnostik- und Therapie-Niveau noch nicht denkbar und daher nicht durchsetzbar, weil die beispielhaft geschilderten Kompensations-, Organisations- und Rationalisierungsmöglichkeiten als noch nicht voll ausgeschöpft gelten. In der Rechtssprechung wurde und wird den in der Krankenversorgung unterschiedlichen Rahmenbedingungen allerdings, wie oben dargestellt, teilweise schon Rechnung getragen.

Es kann jedoch versucht werden, die Forderungen der Leitlinien an bestehende personelle und strukturelle Gegebenheiten soweit anzupassen, dass der der Leitlinie zugrunde liegende Versorgungsauftrag wenigstens sinngemäß erfüllt werden kann. Als Beispiel

---

22 BGH NJW 1983, 1376.
23 BGH NJW 1983, 1375.
24 Franzki H †: Vorsitzender Richter am OLG Celle a.D.: pers. Mitteilung.
25 Qualitätsbericht Krankenhaus Bayern der BAQ 2003/04.

sei die Leitlinie der Deutschen Gesellschaft für Gynäkologie und Geburtshilfe zu den Mindestanforderungen an geburtshilfliche Abteilungen genannt, die eine Rund-um-die-Uhr-Präsenz von Hebamme und Geburtshelfer in der geburtshilflichen Abteilung verlangen. In praxi gilt diese Präsenzpflicht als gegeben, wenn Arzt und Hebamme zwar außerhalb des Krankenhauses wohnen, aber innerhalb von 10 Minuten im Kreißsaal erscheinen können – also in einer Zeit, die ein im Krankenhaus wohnender Arzt oder Hebamme auch in großen Häusern benötigen würde. Es kann daher statt des geforderten Bereitschaftsdienstes auch ein Rufbereitschaftsdienst angesetzt werden. Auch die Forderung nach der ständigen Präsenz einer examinierten Kinderkrankenschwester ist in zahlreichen Krankenhäusern nicht zu realisieren. Hilfsweise wird deshalb vielfach versucht, eine „integrierte Wöchnerinnen-Baby-Versorgung" aufzubauen, an der Hebammen, Vollschwestern und Kinderkrankenschwestern gemeinsam mitwirken. Das dürfte zu akzeptieren sein, wenn durch Fortbildungsmaßnahmen sichergestellt wird, dass Vollschwester und Hebamme über die neonatalen Probleme Neugeborener unterrichtet werden und die Kinderkrankenschwestern über das Wochenbett und die Pflege operierter Patientinnen.

Inanspruchnahme der Versorgungskette

Der Gedanke, als Arzt für Fehler haftbar gemacht zu werden, die nicht auf eigener Fehlleistung, sondern auf unzureichender logistischer Unterstützung, unzureichenden Rahmenbedingungen und schlechter Organisation beruhen, ist schwer zu ertragen. Bei Arzthaftungsklagen in der Geburtshilfe wird in der Regel der Arzt beschuldigt und nicht die Hebamme oder der Krankenhausträger. Behandlungsfehler sind aber sehr häufig das Ergebnis von Systemfehlern, die wegen des derzeitigen wirtschaftlichen Drucks eher noch häufiger zu werden drohen.

Vor der Strafkammer eines Landgerichts hatte sich ein gynäkologisch-geburtshilflicher Belegarzt wegen des Vorwurfs der fahrlässigen Tötung zu verantworten. Nach einer Sectio war die Patientin im Aufwachraum des Kreißsaals verblutet. Tatsächlich hatte der Belegarzt die Sectio korrekt durchgeführt und die Patientin der Obhut des Anästhesisten und nachfolgend der Beleghebamme überlassen. Diese beauftragte wegen der Übernahme einer anderen Entbindung und entsprechend der hausinternen schriftlichen Regelung Pflegekräfte des Krankenhauses mit der weiteren postoperativen Betreuung. Trotz regelrechter Überwachung wurde der drohende Blutungsschock nicht erkannt. Eine Notoperation mit Hysterektomie konnte die junge Frau nicht mehr retten. Das Verfahren gegen den Belegarzt wurde eingestellt, dem Anästhesisten eine Teilschuld zuerkannt, aber die konkrete Frage nach der Schuld des „Systems" am Tode der Patientin wurde strafrechtlich nicht weiter verfolgt.

Der Beweisbeschluss des Richters zielt im Allgemeinen auf die Frage der ärztlichen Fehlleistung, und der an diesen Beweisbeschluss gebundene Gutachter wird die Defizite der dem Schadensfall zugrunde liegenden Versorgungskette nicht oder nur unzureichend berücksichtigen können. Hier sind die ärztlichen Gutachter gefordert, den Richter vor Erstattung ihres Gutachtens auf eine eventuelle Erweiterung des Beweisbeschlusses aufmerksam machen zu müssen.

Information des Krankenhausträgers

Im Allgemeinen weiß ein verantwortlicher Arzt im Krankenhaus um bestehende personelle, apparative oder strukturelle Defizite seiner Abteilung. Entsteht durch unzureichende Rahmenbedingungen ein Behandlungsschaden, so trifft den Arzt der Vorwurf des Übernahmeverschuldens, weil er die Behandlung in Kenntnis der Defizite begonnen und den Patienten damit gefährdet hat. Der Arzt kann sich allerdings dadurch exkulpieren, dass er nachweisen kann, den Krankenhausträger intensiv auf Defizite aufmerksam gemacht und Abhilfe verlangt zu haben, die ihm dann jedoch verwehrt wurde.

Der Chefarzt einer Abteilung muss deshalb alles in seiner Macht Stehende tun, um den „Ziel-Standard" zu erreichen und diese Bemühungen darlegen können. Dazu gehören u. a. dringliche und mehrfache Informationen des Krankenhausträgers, dass und warum bestehende Standards nicht mehr erfüllt zu werden drohen, und wie dies abgestellt werden kann. Wird erkennbar, dass die für den Krankenhausbetrieb erforderlichen Rahmenbedingungen nicht mehr ausreichen, um die Sicherheit des Patienten zu gewährleisten, darf der Betrieb nicht weitergeführt werden. Das Eingehen der erhöhten Gefahr ist dann nicht mehr durch die „soziale Adäquanz" gedeckt, die bei überwiegendem sozialem Nutzen auch eine an sich gefährliche Handlung rechtfertigt. Denn unter diesen Umständen steht „die Erfüllung des Heilauftrags grundsätzlich in Frage"[26], da die iatrogene Gefährdung des Patienten infolge mangelhafter Qualifikation des Arztes oder ungenügender Ausstattung des Krankenhauses die Chancen des Heileingriffs überwiegt und damit das erklaubte Risiko überschritten wird.

Gutachter-Schulung

Die ärztlichen Gutachter müssen viel stärker als bisher die sich durch die Einsparzwänge und Kostendämpfungsmaßnahmen im Gesundheitswesen ergebenden Einschränkungen Richtern, Staatsanwälten und Rechtsanwälten deutlich machen. Die Folgen der finanziellen Verknappung dürfen nicht zu Lasten von Krankenhäusern (Verwaltungsdirektoren

---

26 Siehe Dahm, in: Rieger LdA, 2. Aufl., 2001, Nr. 5090 L, Rdnr. 9; Krüger, Andrologen-Info 2004, 150.

und anderen Organisationsverantwortlichen), Ärzten und Pflegekräften gehen und ihre persönliche Haftung begründen.

Die ärztlichen Gutachter sind daher anzuhalten, bei der Bewertung von Behandlungsfehlern nicht nur die Fehler des primär angeschuldigten Arztes zu untersuchen, sondern auch das Umfeld zu beachten, in dem der Schaden entstanden ist. „Insbesondere die Krankenhausträger und für diese handelnd die Krankenhaus-Geschäftsführer tragen die wirtschaftliche Verantwortung für die Arbeitsabläufe am Krankenhaus und die Personalausstattung[27].“ Es gilt, auf die Verantwortung von Politik und Gesellschaft aufmerksam

27 Bruns, W: Persönliche Haftung des Krankenhaus-Geschäftsführers für Organisationsfehler?, ArztR 2003: Heft 3, 60–66.

Erstfassung	2006
Anmerkungen	Publiziert in: Berg, D., K. Ulsenheimer, Patientensicherheit, Arzthaftung, Praxis- und Krankenhausorganisation. 2006, S. 257, Springer-Verlag, Heidelberg. Der Abdruck erfolgt mit freundlicher Genehmigung des Springer-Verlages.

Autorenverzeichnis Qualitätssicherung

Prof. Dr. med. Dietrich **Berg**
D – 92224 Amberg

Dr. jur. Dr. med. Rainer **Erlinger**
Ulsenheimer ■ Friederich Rechtsanwälte
Maximiliansplatz 12
D – 80333 München

Prof. Dr. Dr. jur. Adolf **Laufs**
Universität Heidelberg
Juristische Fakultät
Friedrich-Ebert-Anlage 6–10
D – 69117 Heidelberg

Dr. jur. Rudolf **Ratzel**
Sozietät Dr. Rehborn – Rechtsanwälte
Ottostraße 1
D – 80333 München

Prof. Dr. jur. Dr. rer. pol.
Klaus **Ulsenheimer**
Ulsenheimer ■ Friederich Rechtsanwälte
Maximiliansplatz 12
D – 80333 München